K.-D. Thill
**Patientenzufriedenheit in der Arztpraxis**

K.-D. Thill

# Patientenzufriedenheit in der Arztpraxis

**Die Voraussetzung für eine erfolgreiche
unternehmerische Praxisführung**

Mit 10 Abbildungen, 11 Tabellen und 20 Arbeitsblättern

Mit 20 Arbeitsblättern auf CD-ROM

Deutscher Ärzte-Verlag Köln

Dipl. Kfm. Klaus-Dieter Thill
Institut für betriebswirtschaft-
liche Analysen, Beratung und
Strategie-Entwicklung (IFABS)
Homberger Str. 18
40474 Düsseldorf

ISBN 978-3-7691-3017-1

aerzteverlag.de

**Bibliografische Information Der Deutschen Bibliothek**
Die Deutsche Bibliothek verzeichnet diese Publikation in der
Deutschen Nationalbibliografie; detaillierte bibliografische
Daten sind im Internet über http://dnb.ddb.de abrufbar.
Die Wiedergabe von Gebrauchsnamen, Handelsnamen,
Warenbezeichnungen usw. in diesem Werk berechtigt auch
ohne besondere Kennzeichnung nicht zu der Annahme, dass
solche Namen im Sinne der Warenzeichen- oder Marken-
schutz-Gesetzgebung als frei zu betrachten wären und daher
von jedermann benutzt werden dürften.
**Wichtiger Hinweis:**
Die Medizin und das Gesundheitswesen unterliegen einem
fortwährenden Entwicklungsprozess, sodass alle Angaben
immer nur dem Wissensstand zum Zeitpunkt der Druck-
legung entsprechen können.
Die angegebenen Empfehlungen wurden von Verfassern und
Verlag mit größtmöglicher Sorgfalt erarbeitet und geprüft.
Trotz sorgfältiger Manuskripterstellung und Korrektur des
Satzes können Fehler nicht ausgeschlossen werden.
Der Benutzer ist aufgefordert, zur Auswahl sowie Dosierung
von Medikamenten die Beipackzettel und Fachinformatio-
nen der Hersteller zur Kontrolle heranzuziehen und im
Zweifelsfall einen Spezialisten zu konsultieren.
**Der Benutzer selbst bleibt verantwortlich für jede diagnosti-
sche und therapeutische Applikation, Medikation und
Dosierung.**
Verfasser und Verlag übernehmen infolgedessen keine
Verantwortung und keine daraus folgende oder sonstige
Haftung für Schäden, die auf irgendeine Art aus der
Benutzung der in dem Werk enthaltenen Informationen oder
Teilen davon entstehen.
Das Werk ist urheberrechtlich geschützt. Jede Verwertung in
anderen als den gesetzlich zugelassenen Fällen bedarf des-
halb der vorherigen schriftlichen Genehmigung des Verlages.

Aus Gründen der besseren Lesbarkeit wird im Buch ausschließlich die weibliche Form *Mitarbeiterinnen* verwendet.

Copyright ©2008 by
Deutscher Ärzte-Verlag GmbH
Dieselstraße 2, 50859 Köln

Umschlagkonzeption der Reihe Wegweiser:
Deutscher Ärzte-Verlag GmbH
Satz: Plaumann, 47807 Krefeld
Druck/Bindung: Bercker, 47623 Kevelaer

5 4 3 2 1 0 / 601

# Vorwort

„Unser Ziel sind zufriedene Patienten!" In wohl keiner Praxisbroschüre fehlt diese Zielformulierung. Die Patientenzufriedenheit ist die zentrale Größe, auf die die Gestaltung des Praxismanagements ausgerichtet ist, um eine Praxis erfolgreich zu führen.

„Wir haben fast nur zufriedene Patienten!" Auch diese Aussage ist oft zu hören, wenn Praxisteams über die „Kunden" ihrer Dienstleistung sprechen. Da aber bislang nur in gut einem Drittel der deutschen Arztpraxen eine Patientenzufriedenheitsbefragung durchgeführt wurde, gründen solche Aussagen meist auf Vermutungen, die sich in vielen Fällen leider auch als unzutreffend herausstellen, denn Patientenschwund und unzureichende Neupatientengewinnung werden häufig erst mit größerer Zeitverzögerung wahrnehmbar.

Da die Patientenzufriedenheit die Voraussetzung für erfolgreiche unternehmerische Praxisführung ist, sollten die Faktoren, die für ihre Entstehung und Aufrechterhaltung notwendig sind, sorgfältig gestaltet werden. Damit beschäftigt sich dieses Buch. Es zeigt Ihnen, wie Sie mithilfe eines systematisch angelegten Dienstleistungsdesigns die Zufriedenheit Ihrer Patienten untersuchen und gestalten können. Die Inhalte des Buches basieren auf den Kritikpunkten, die immer wieder von Patienten in Patientenzufriedenheitsbefragungen angeführt werden. Sie zeigen, wo – jenseits aller theoretischen Diskussionen – die wirklichen Probleme und favorisierten Verhaltensweisen liegen.

Die Publikation gibt Ihnen einen Gesamtüberblick der Gestaltungsinstrumente und -maßnahmen des Dienstleistungsdesigns, die Sie einsetzen können, um eine dauerhafte Patientenzufriedenheit zu schaffen. Es ist als Arbeitsbuch angelegt, das Sie selektiv nutzen können: Bestimmen Sie zunächst die Stärken und Schwächen Ihrer Praxisarbeit mithilfe einer Patientenzufriedenheitsbefragung, wie sie in Kapitel 2 beschrieben ist. Greifen Sie anschließend zur Beseitigung der identifizierten Schwächen auf die entsprechenden Abschnitte des Buches zurück.

Und noch ein Punkt sei erwähnt: Der größte Teil der beschriebenen Maßnahmen ist kostenlos. Sie müssen nicht investieren, sondern sich umorientieren, d.h. Denk- und Handlungsweisen verändern. Und ganz nebenbei optimieren Sie noch Ihr Praxismanagement!

Ich wünsche Ihnen viel Erfolg und vor allem zufriedene Patienten.

*Ihr Klaus-Dieter Thill*

Hinweis: Alle im Buch enthaltenen Arbeitsblätter finden sich zum Ausdrucken auch auf der beigelegten CD-ROM. Sie sind im Buch mit dem Symbol ⊘ gekennzeichnet.

# Inhaltsverzeichnis

**1    Die praxisstrategische Bedeutung der Patientenzufriedenheit** .................... **1**

**2    Messung der Patientenzufriedenheit** ............................................ **7**
    2.1    Der Nutzen von Patientenzufriedenheitsbefragungen  –  7
    2.2    Entwicklung und Durchführung von Patientenzufriedenheitsbefragungen  –  9
        2.2.1    Planung der Befragung  –  13
        2.2.2    Entwicklung des Fragebogens – Der Fragebogenbaukasten  –  14

**3    Gestaltung der Patientenzufriedenheit mithilfe des Dienstleistungsdesigns** ...... **55**
    3.1    Wesen und Nutzen des Dienstleistungsdesigns  –  55
    3.2    Zielsetzung des Dienstleistungsdesigns  –  57
    3.3    Gestaltung der Patientenzufriedenheit im Dienstleistungsprozess  –  58
        3.3.1    Grundsatzentscheidungen bei der Gestaltung des
                Dienstleistungsdesigns  –  59
        3.3.2    Terminvereinbarung  –  73
        3.3.3    Empfang  –  86
        3.3.4    Warten  –  93
        3.3.5    Kontakt Praxisinhaber  –  100
        3.3.6    Folgeaktivitäten und Verabschiedung  –  106

**4    Kontrolle und Steuerung der Patientenzufriedenheit** .......................... **109**
    4.1    Patientenzufriedenheitsbefragungen  –  109
    4.2    Die Mitarbeiterinnen im Prozess der Praxisoptimierung  –  109
        4.2.1    Vorschlagswesen  –  111
        4.2.2    Mitarbeiterbefragungen  –  112
        4.2.3    Kreativsitzungen und Ideenkonferenzen  –  113
    4.3    Beschwerdemanagement  –  114

# 1 Die praxisstrategische Bedeutung der Patientenzufriedenheit

„Wir sind immer für unsere Patienten da!" Diesen Leitsatz fand ich in der Beschreibung der Praxisphilosophie auf der Internetseite einer Arztpraxis. Er verkörpert – kurz und knapp auf den Punkt gebracht – das Leistungsprinzip des sich präsentierenden Praxisteams, das in den sich anschließenden Ausführungen näher spezifiziert wurde.

Aus betriebswirtschaftlicher Sicht wird dieses Prinzip als Kunden- bzw. – auf den Dienstleistungsbereich Gesundheitswesen angepasst – als Patientenorientierung bezeichnet. Da Arztpraxen aber auch wirtschaftlich arbeiten, d.h. Einnahmen erzielen müssen, die die Ausgaben decken und möglichst noch einen Gewinn zulassen, gilt natürlich auch die Fortsetzung des Leitsatzes: „… damit wir immer genügend Patienten haben, um unsere wirtschaftliche Existenz zu sichern."

Für Arztpraxen steht somit – nicht nur unter dem Aspekt des Qualitätsmanagements – eine effiziente bzw. effektive und vor allem patientenorientierte Leistungserbringung im Mittelpunkt der Tätigkeit, denn nur der zufriedene Patient kommt wieder. Folglich ist es unerlässlich, die Praxisarbeit auf die Zielgröße „Zufriedenheit" auszurichten. Das ist jedoch nicht ganz einfach, denn die Patientenzufriedenheit setzt sich aus einer Vielzahl von Komponenten zusammen. Vielleicht ist diese Vielfalt und Unüberschaubarkeit der Grund, warum in vielen Praxen die Kontrolle und Steuerung der Patientenzufriedenheit anhand eines einzigen Parameters erfolgt: der Patientenbeschwerde. Das Entscheidungskriterium scheint dabei ganz einfach: Beschweren sich die Patienten nicht, sind sie zufrieden.

Doch die Beschwerdehäufigkeit oder -äußerung eignet sich allenfalls als Hilfskriterium, da sich die wenigsten Patienten überhaupt über negative Erlebnisse in einer Arztpraxis beschweren. Damit sind für Praxisinhaber die gravierenden Folgen nicht geäußerter Unzufriedenheit akut kaum spürbar: Die Patienten äußern ihren Unmut nicht in der Praxis, sondern zunächst in ihrem persönlichen Umfeld gegenüber Familienangehörigen, Verwandten, Freunden, Bekannten oder Arbeitskollegen. Dieser Umgang mit Ärger hat für betroffene Arztpraxen jedoch gravierende Folgen, denn das Praxisimage, d.h. das Bild, das über eine Praxis entsteht, wird negativ gefärbt, und tatsächliche oder potenzielle Patienten, die zum Umfeld des verärgerten Patienten gehören, werden u.U. von einem erneuten oder Erstbesuch der Praxis abgehalten. Im Durchschnitt multipliziert ein unzufriedener Patient seine Einstellung an zehn weitere Personen. 100 unzufriedene Patienten können also – im schlimmsten Fall – zu 1000-facher Negativwerbung für eine Praxis führen.

Mittel- bis langfristig wird der durch unzufriedene Patienten entstehende Effekt auch für den Praxisbetrieb spürbar, denn die unzufriedenen Patienten wechseln häufig die Praxis, und der Zulauf von Neupatienten schwächt sich ab.

Abb. 1.1 zeigt, was mittelfristig geschieht, wenn einer sich verschlechternden Patientenzufriedenheit nicht entgegengewirkt wird. Aus den Kurven wird ersichtlich, dass zum einen die Zufriedenheit der Patienten kontinuierlich abnimmt. Parallel verschlechtert sich auch – erfolgt keine Gegen-

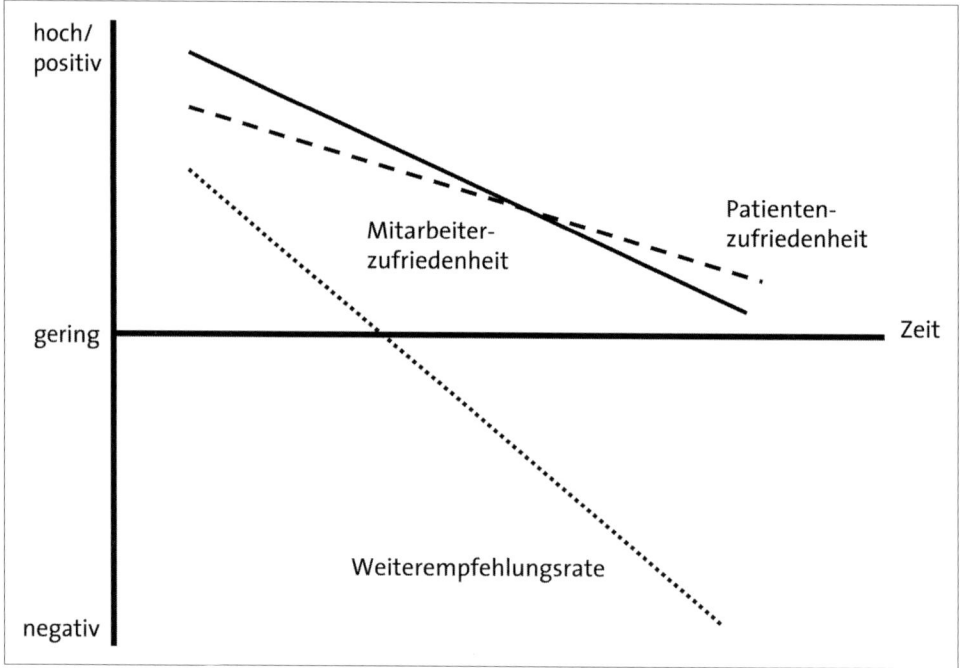

**Abb. 1.1:** Effekte sinkender Patientenzufriedenheit

steuerung – die Arbeitszufriedenheit des Personals. Dieser Effekt erklärt sich aus einer zunehmenden Konfrontation des Personals mit Patientenbeschwerden, denen nicht entgegengewirkt werden kann, sodass Frustration und Ärger sich schleichend auch unter den Mitarbeiterinnen ausbreiten. Gleichzeitig empfehlen immer weniger Patienten die Praxis positiv weiter.

Ein zufriedener Patient gibt seinen Eindruck an durchschnittlich 4 bis 5 Personen weiter. Diese Multiplikationsquote sieht zunächst sehr gering aus, auf 100 Patienten hochgerechnet ergibt sich jedoch ein positiver Werbeeffekt für die Praxis von 400 bis 500 potenziellen Neupatienten.

Tabelle 1.1 zeigt ergänzend anhand des konkreten Beispiels einer Allgemeinarztpraxis, welche Effekte durch unzufriedene bzw. zufriedene Patienten (die Messung der Zufriedenheit erfolgte auf der Basis einer Schulnotenskalierung) in Bezug auf Stamm- und Neupatienten entstehen können. Der Praxisinhaber meinte, bereits seit dem Jahr 2003

eine sinkende Patientenzufriedenheit zu beobachten, und objektivierte seinen Eindruck im Folgejahr mithilfe einer Patientenzufriedenheitsbefragung. Parallel wurden die Veränderungen des Patientenstamms und der Neuzugänge im Vergleich zum Vorjahr ermittelt. Im Jahr 2004 sah er jedoch noch keine Notwendigkeit, auf die negativen Ergebnisse der Patientenbefragung zu reagieren. Dementsprechend verschlechterte sich die Patientenzufriedenheit weiter. Erst das weitere Absinken der Werte veranlasste ihn, Maßnahmen zur Gegensteuerung und zur Verbesserung der Patientenzufriedenheit zu unternehmen, die auch griffen, wie die

**Tab. 1.1:** Entwicklung von Patientenzufriedenheit und Patientenstamm einer Allgemeinarztpraxis

| Jahr | 2004 | 2005 | 2006 |
|---|---|---|---|
| Patientenzufriedenheit | 3,9 | 4,6 | 2,7 |
| Stammpatienten | −9% | −14% | +7% |
| Neupatienten | −3% | −11% | +5% |

Resultate aus dem Jahr 2006 zeigen. Parallel verbesserte sich auch das Praxisbetriebsergebnis.

In Einzugsgebieten mit einer hohen Wettbewerbsdichte wirken diese Effekte meist schneller und gravierender, da die Position konkurrierender Praxen nachhaltig gestärkt wird.

Die Patientenzufriedenheit ist damit der zentrale Erfolgsparameter einer Arztpraxis. Aber wann sind bzw. was macht Patienten zufrieden? Spricht man mit Praxismitarbeiterinnen, so kann man manchmal den Eindruck gewinnen, dass Patienten nie zufrieden sind. Genörgel hier, überzogene Wünsche dort – viele Praxisteams haben das Gefühl, den Wünschen ihrer Patienten kaum nachkommen zu können, ganz abgesehen von einer Erfüllung. Aber auch Ärzte sind betroffen, wenn es z.B. um die Verordnung bestimmter Medikamente geht. Derartige Phänomene finden sich auch in anderen Wirtschaftszweigen, statistisch machen sie – untersucht man die Situationen genauer – aber nur wenige Prozent der Fälle aus.

Die Patientenzufriedenheit ist die subjektiv-individuelle Gesamtsicht einer Praxis durch die Patienten. Dabei kommt es nicht allein auf die Qualität der Kernleistung, d.h. die medizinische Versorgung, an, sondern auf das Gesamterlebnis, das sich für einen Patienten bei seinem Praxisbesuch ergibt. Aggregiert bestimmen der Nutzenwert (die diagnostisch-therapeutische Leistung) und der Sympathiewert (der Rahmen, in den die diagnotisch-therapeutische Leistung eingebettet ist) die Zufriedenheit. Auf die einzelnen Leistungsmerkmale, die hierzu gehören, wird in den folgenden Kapiteln detailliert eingegangen.

Diese Zweiteilung der Zufriedenheitsfaktoren ist auch für die manchmal zu beobachtende Situation verantwortlich, dass Patienten medizinisch eine optimale Lösung für ihr Problem zuteil wurde, sie aber dennoch unzufrieden sind, weil der Rahmen, z.B. in

Form unfreundlicher Praxismitarbeiterinnen oder überlanger Wartezeit, nicht stimmte. Andererseits findet man auch Patienten, denen nur unzureichend geholfen werden kann, die aber absolut zufrieden mit „ihrer" Praxis sind, weil sie dort Zuwendung finden.

Daraus abgeleitet wird deutlich, dass eine professionelle Gestaltung der Patientenzufriedenheit nicht darauf abzielt, es allen recht zu machen, sondern den größten Teil der Patienten zufriedenzustellen. Bei allen Maßnahmen, die über die 90%-Marke hinausgehen, stehen Aufwand und Nutzen in einem negativen Verhältnis.

Und noch ein weiterer Aspekt kennzeichnet die Patientenzufriedenheit: Sie verändert sich im Zeitablauf. Ursache hierfür sind zum einen die grundsätzlichen gesellschaftlichen Veränderungen, die die Anforderungen und Ansprüche beeinflussen. Die folgende Abbildung (vgl. Abb. 1.2) zeigt im Vergleich, ermittelt aus Patientenzufriedenheitsbefragungen, die Schlüsselmerkmale der Patientenzufriedenheit, beurteilt nach ihrer Wichtigkeit für die Bewertung von Arztpraxen. Alle Werte vom Nullpunkt in Richtung des Wertes – 2 (+ 2) bedeuten eine geringe (hohe) Wichtigkeit.

Der Vergleich verdeutlicht den Wandel im Sinne einer gestiegenen Anforderungsintensität. Hinzu kommt eine Veränderung in der Begriffswahl, wenn Praxen und ihre Leistung in den qualitativen Kommentaren von Patientenzufriedenheitsbefragungen beschrieben werden. Hier ist beispielsweise immer häufiger von „Bedienung" und „Service" die Rede, wenn die Betreuung in Praxen gemeint ist.

Die zweite Ursache für Veränderungen der Patientenanforderungen und damit der Zufriedenheit liegt in den Erfahrungen und Eindrücken, die Patienten in anderen Praxen aus Gesprächen mit Dritten über Arztpraxen gewinnen. Beide Aspekte verdichten sich in der Forderung, Zufriedenheitsmessungen kontinuierlich anzulegen, da nur so eine rea-

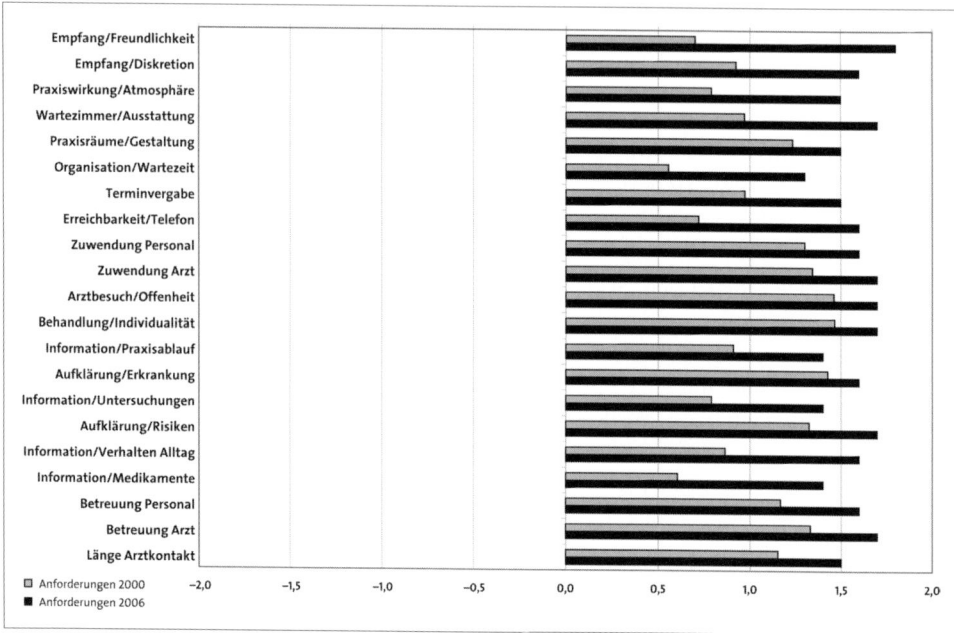

**Abb. 1.2:** Vergleich der Wichtigkeit von Praxisleistungsmerkmalen

litätsnahe, aktuelle Zustandsbeschreibung möglich ist.

Festzuhalten bleibt damit: Die Patientenzufriedenheit

◢ ist der zentrale Erfolgsparameter der Praxisarbeit,

◢ bezeichnet die subjektiv-individuelle Gesamtsicht einer Praxis durch die Patienten,

◢ setzt sich aus Nutzen- und Sympathiewert zusammen,

◢ kann nicht für alle Patienten, sondern nur für den größten Teil optimal gestaltet werden,

◢ muss kontinuierlich gemessen und gestaltet werden.

Die beiden folgenden Kapitel zeigen Ihnen, wie Sie – ausgehend vom Dienstleistungsprozess Ihrer Praxis – das Erfolgspotenzial, das sich aus zufriedenen Patienten ergibt, gezielt aktivieren. Zwei Schritte sind hierfür notwendig (vgl. Abb. 1.3):

◢ die Analyse der Anforderungen, die Ihre Patienten an Ihre Praxis stellen und deren Zufriedenheit mit Ihrer Praxisleistung,

◢ die Gestaltung Ihrer Dienstleistung, deren Ausrichtung sich aus der Analyse ergibt.

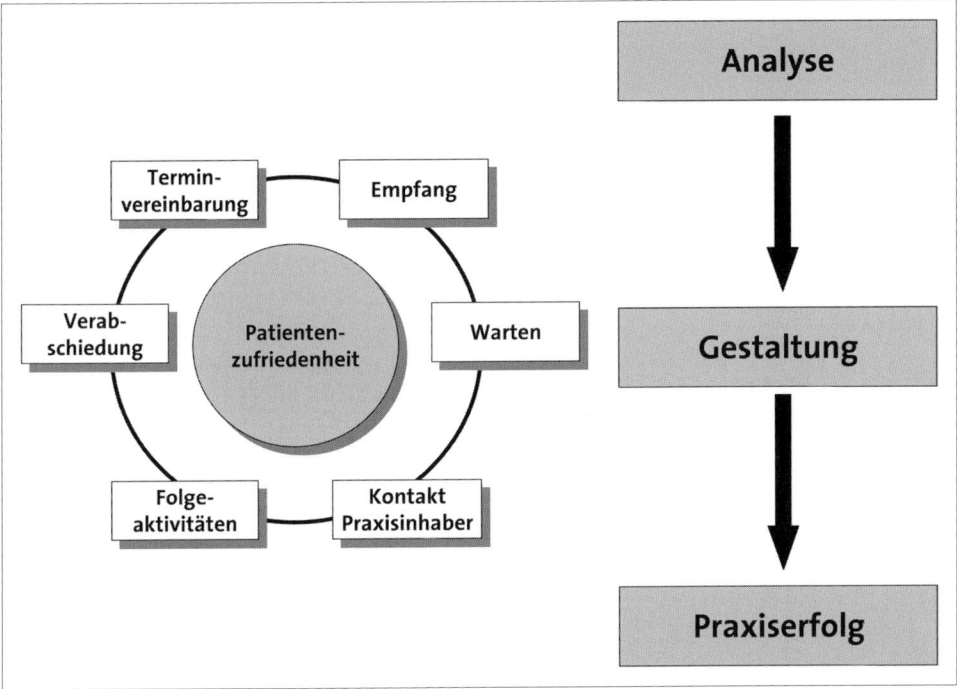

**Abb. 1.3:** Dienstleistungsprozessorientierte Analyse und Gestaltung der Patientenzufriedenheit

# 2 Messung der Patientenzufriedenheit

Auch wenn die Patientenzufriedenheit eine subjektive Größe ist, lässt sich ihre Ausprägung messen. Die Betriebswirtschaft bietet hierfür im Rahmen der Einstellungsmessung eine Reihe von Techniken, die es ermöglichen, Wahrnehmungen, Präferenzen oder Motivationen einer quantitativen Messung zugänglich zu machen. In den folgenden Abschnitten erfahren Sie, wie Sie Patientenzufriedenheitsbefragungen für Ihre Praxis planen, vorbereiten, umsetzen und auswerten. Die aufgeführten Erhebungstechniken stellen dabei einen Kompromiss aus dem methodisch Notwendigen und dem in Arztpraxen praktisch Möglichen dar. Überdies können Sie die dargestellten Verfahren für Ihr Qualitätsmanagement nutzen.

## 2.1 Der Nutzen von Patienten- zufriedenheitsbefragungen

„Und ich soll hier wirklich schreiben, was ich meine?" Frau K. kann es noch gar nicht glauben, dass „ihr" Arzt eine Patientenbefragung durchführt. „Ja, natürlich", erklärt ihr Petra S., eine der Arzthelferinnen. „Wir möchten wissen, was wir vielleicht verbessern sollten, damit wir unsere Arbeit noch besser auf die Anforderungen unserer Patienten ausrichten können. Und die Befragung ist natürlich anonym. Den ausgefüllten Bogen können Sie in die dort hinten aufgestellte Box einwerfen."

Nur in ca. 30% der deutschen Arztpraxen wurden bislang Patienten nach ihrer Meinung über die Praxis befragt. Die Gründe hierfür liegen eher im Bereich der Mutmaßung, weniger gründen sie auf konkreten

Fakten. Dies zumindest lassen die Antworten auf die Frage „Aus welchem Grund haben Sie in Ihrer Praxis bislang noch keine Patientenbefragung durchgeführt?" vermuten:

- ◢ „Patienten wollen diese Befragungen nicht."
- ◢ „Was soll das bringen?"
- ◢ „Ich weiß, was meine Patienten wollen."
- ◢ „Wozu die Patienten zu ihrem Leiden noch belasten?"
- ◢ „Das ist eine Arztpraxis und kein Amt."
- ◢ „Meine Mitarbeiter ziehen da nicht mit."
- ◢ „Was sollen Patienten denn an einer Praxis beurteilen? Sie können doch die medizinische Qualität gar nicht einschätzen."
- ◢ „Haben wir schon versucht, aber ohne wesentliches Ergebnis."
- ◢ „Zu umständlich."
- ◢ „Die Arbeit wird einem doch nicht bezahlt."
- ◢ „Viel Aufwand für nichts."
- ◢ „Da kommt doch nichts bei raus."
- ◢ „Läuft doch alles prima, wozu der Aufwand?"

Die Patientenbefragung ist ein Multifunktionsinstrument, denn neben der Erkundung der Patientenmeinung

- ◢ ist mit ihr die subjektive Struktur-, Prozess- und Ergebnisqualität der Praxisleistung ermittelbar, d.h. die Wirkungen der Praxisarbeit können bestimmt werden,
- ◢ hat sie die Funktion eines Marketinginstruments, das den Patienten ihre Wichtigkeit für Ihre Praxis zeigt,
- ◢ liefert sie – bei wiederholter Durchführung – die Daten für eine Kontrolle der Dienstleistungsqualität im Zeitablauf,

◢ können mithilfe der Ergebnisse Patientenzufriedenheitsziele für die Praxis formuliert werden,

◢ ist sie als betriebswirtschaftliches Basisinstrumentarium ein zentraler Bestandteil des Qualitätsmanagements.

Ein weiterer Nutzen ist, dass Patientenzufriedenheitsbefragungen es ermöglichen, das „Fremdbild", das die Patienten über Ihr Praxisunternehmen haben, zu ermitteln und dann mit Ihrem „Selbstbild" abzugleichen, um hieraus Veränderungsnotwendigkeiten abzuleiten.

Patienten suchen Ihre Praxis in der Hoffnung auf, dass ihr Krankheitsbild beseitigt oder gelindert wird und stellen dabei bestimmte Erwartungen an ihre Gesamtbetreuung. Um diesen Anforderungen gerecht zu werden, haben Sie Ihre Praxis mit dem Leistungsangebot, der Ausstattung, der Organisation und dem Personal so ausgerichtet, wie Sie meinen, dass es am ehesten den Bedürfnissen Ihrer Patienten entspricht (sog. Selbstbild der Praxis). Diese bilden sich anlässlich ihrer Praxiskontakte aber auch eine eigene Meinung über die Gegebenheiten (sog. Fremdbild) und kommen zu einem Qualitätsurteil, das sie – wie bereits angeführt – auch an Dritte weitergeben. Um wirklich patientenorientiert arbeiten zu können, müssen Sie dieses Fremdbild kennen, um Ihr Selbstbild und das dahinterstehende Leistungsangebot darauf abzustimmen. Erst wenn beide deckungsgleich sind, entsteht nachhaltige Patientenzufriedenheit. Praxisteams – wie im Übrigen das Personal in anderen Unternehmen auch – neigen häufig zu einer Über- oder Unterschätzung der Qualität ihrer eigenen Leistung. Bei einer Überschätzung besteht die Gefahr, dass Probleme, da sie gar nicht für möglich gehalten werden („Wir sind doch gut!"), nicht erkannt und nicht beseitigt werden. Bei deutlicher Unterschätzung kann es zu einer Situation kommen, in der vollkommen falsche Anstrengungen unternommen werden (z.B. zu lange Gespräche mit Patienten), der vermeintlichen Unzufriedenheit der Patienten entgegenzuwirken. Das bindet Ressourcen, die bei einer realistischen Einschätzung für andere Aktivitäten eingesetzt werden könnten.

Patientenzufriedenheitsbefragungen sind aber auch ein Frühwarnsystem für Kritik. Da Patienten sich nur in den wenigsten Fälle bei Unzufriedenheit „offiziell" beschweren, wird die Konsequenz der Unzufriedenheit, der Arztwechsel, meist erst viel zu spät bemerkt. Aber auch viele kleinere Probleme des Praxisalltags gehen oft unter, denn in vielen Arztpraxen existieren zwei „Welten" nebeneinander: die „Innenwelt" des Arztes in seinem Besprechungs- und Untersuchungszimmer und die „Außenwelt" der Mitarbeiterinnen im Empfangsbereich, am Telefon, im Wartezimmer und in den übrigen Funktionsräumen. Beide Welten sind über Arbeits- und Kommunikationsroutinen miteinander verbunden. Allerdings werden die Probleme und „Missgeschicke" der „Außenwelt" oftmals gar nicht in die „Innenwelt" gemeldet, da die Mitarbeiterinnen die Probleme für unwichtig halten oder – schlimmer – aus Angst vor Maßregelung verschweigen, ohne sie zu lösen.

Patientenbefragungen sind auch deshalb wichtig, weil – wie Forschungsergebnisse zeigen – eine Arztpraxis auf der Grundlage ihrer Patientenarbeit und dem damit verbundenen Kundenkontakt nur bei etwa 40% bei Patienten und zu 30% bei zuweisenden niedergelassenen Ärzten exakt sagen kann, was diese wirklich wünschen und erwarten. Die restlichen 60% bis 70% Kundenwissen müssen über Marktforschung, gezielte Kommunikationsarbeit und Instrumente wie z.B. das Beschwerdemanagement ermittelt werden. Kundenzufriedenheitsanalysen tragen also auch unter diesem Aspekt dazu bei, das Selbstbild der Arztpraxis mit dem Fremdbild der Kunden abzugleichen.

Lernen Sie in den folgenden Abschnitten das Vorgehen kennen, mit dem Sie schnell und unaufwendig zu einem für Ihre Praxis maßgeschneiderten Patientenbefragungskonzept gelangen.

## 2.2 Entwicklung und Durchführung von Patientenzufriedenheitsbefragungen

In der Einleitung zu diesem Kapitel möchte ich Ihnen eine Studie vorstellen, bei der die Analysequalität von Patientenzufriedenheitsbefragungen in Arztpraxen untersucht wurde.

Die Ausgangssituation
Patientenzufriedenheitsbefragungen sind nicht nur ein elementarer Bestandteil des Qualitätsmanagements, sondern auch aus betriebswirtschaftlicher Sicht ein zentraler Baustein der Marktforschungsarbeit von Arztpraxen. Mit ihrer Hilfe gelingt es, Stär-

ken und Schwächen der Praxisarbeit zu bestimmen und die Leistung gezielt auf die Bedürfnisse der Patienten auszurichten. Regelmäßig durchgeführt fungieren Patientenbefragungen zudem als Frühwarnsystem für negative Veränderungen in der Einstellung der Patienten zu einer Praxis.

Studiendesign
Die Studie ging der Frage nach, wie ausgeprägt die Analysequalität von Patientenzufriedenheitsbefragungen in Arztpraxen ist, d.h., ob die Untersuchungen die Zufriedenheit der Patienten auch realistisch abbilden. Zu diesem Zweck wurde in Arztpraxen, die Patientenbefragungen durchgeführt haben, Methodik und Abwicklung der Befragungen analysiert und Nachuntersuchungen mit dem institutseigenen Zufriedenheitsanalyse-Referenzsystem durchgeführt. Es basiert auf dem Vergleich der Patientenzufriedenheit mit vier Analyseparametern (vgl. Abb. 2.1):

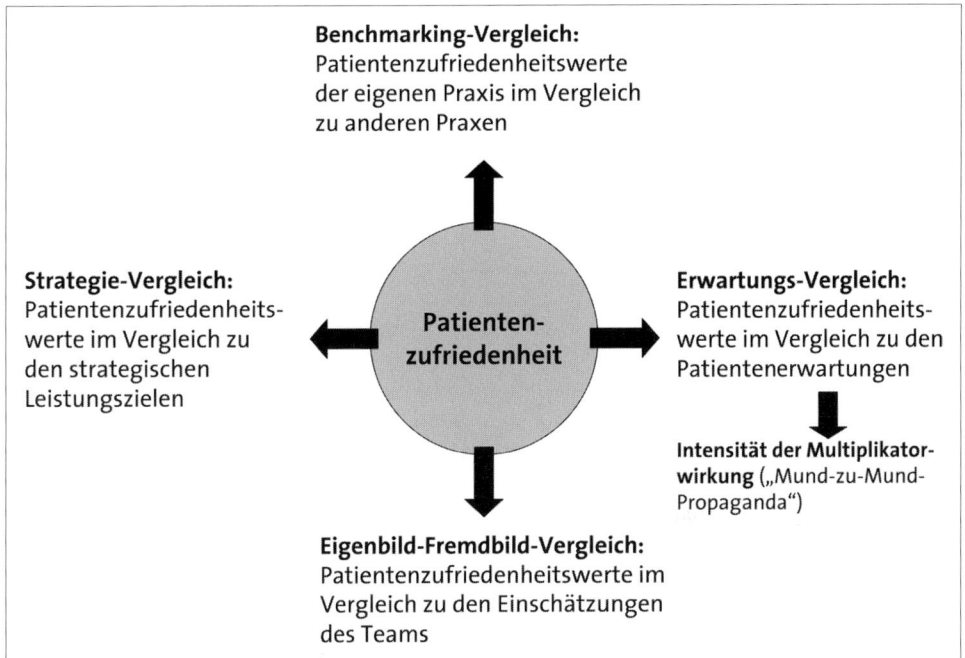

**Benchmarking-Vergleich:**
Patientenzufriedenheitswerte der eigenen Praxis im Vergleich zu anderen Praxen

**Strategie-Vergleich:**
Patientenzufriedenheitswerte im Vergleich zu den strategischen Leistungszielen

**Patientenzufriedenheit**

**Erwartungs-Vergleich:**
Patientenzufriedenheitswerte im Vergleich zu den Patientenerwartungen

**Intensität der Multiplikatorwirkung** („Mund-zu-Mund-Propaganda")

**Eigenbild-Fremdbild-Vergleich:**
Patientenzufriedenheitswerte im Vergleich zu den Einschätzungen des Teams

**Abb. 2.1:** Die Analyseparameter des IFABS-Zufriedenheitsanalyse-Referenzsystems

◢ Vergleich mit den Erwartungen der Patienten an die Leistungsqualität der Praxis

Patienten beurteilen die Arbeit von Praxisteams nicht allein aus der Situation einer Befragung heraus, sondern anhand von subjektiven Wichtigkeitsprioritäten, die sich aus persönlichen Erfahrungen in Arztpraxen generell, eigenen Vorlieben und Wünschen, aber auch aus Meinungen und Empfehlungen Dritter ergeben. Zufriedenheit entsteht aus dem Abgleich von Erwartung und Erleben der Praxisleistung. Erst durch die Zusammenführung der Erwartungs-/Wichtigkeitsdimension mit der tatsächlich geäußerten Zufriedenheit lassen sich zudem Handlungsprioriäten für die Praxisarbeit ableiten. Leistungsmerkmale, denen Patienten eine hohe Wichtigkeit beimessen und mit denen sie gleichzeitig sehr (gar nicht) zufrieden sind, bilden die Kern-Stärken (Kern-Schwächen) der Praxisarbeit. Sie müssen unbedingt gesichert bzw. ausgebaut werden (schnellstmöglich beseitigt werden). Die Erwartungs-Zufriedenheits-Relation sagt jedoch noch nichts über die Außenwirkung der Patientenzufriedenheit aus, d.h., wie stark eine der wichtigsten Einflussgrößen des Praxismanagements, der Multiplikator-Effekt, ist, der von Patienten ausgeht. Diese sog. Mund-zu-Mund-Propaganda ist nach wie vor das zentrale Instrument der Neupatientengewinnung, da zufriedene Patienten ihre Eindrücke an Familienangehörige, Verwandte, Bekannte, Freunde und Kollegen weitergeben. Hierzu misst das Referenzsystem die Stärke des Effekts. Eine Gefahr geht vor allem von unzufriedenen Patienten aus, da deren Bereitschaft, ihren Negativeindruck weiterzugeben, deutlich höher ist als die zufriedener Patienten. Diese Berechnung ist notwendig, da mit einer hohen Zufriedenheit und Erwartungserfüllung die Wahrscheinlichkeit einer positiven Multiplikation zwar relativ hoch ist, man aber keinen sicheren Rückschluss auf Quote und Intensität hat. Vor allem weiß man nicht, wie groß die Anzahl der sog. Passiven ist, Patienten, die zwar sehr zufrieden sind, aber nicht so begeistert und aktiv, dass sie ihre Erfahrungen auch weitergeben.

Fallen geringe Wichtigkeit und hohe (geringe) Zufriedenheit zusammen, spricht man von Null-Stärken (Null-Schwächen). Sie haben keine akute Bedeutung für die Praxisarbeit, sollten aber nach Möglichkeit stabilisiert (mittelfristig beseitigt) werden.

◢ Vergleich mit den Einschätzungen des Praxisteams

Die Einschätzungsqualität der Patientenzufriedenheit von Praxisinhaber und -mitarbeiterinnen bestimmt die Leistungsqualität einer Praxis und damit die Patientenzufriedenheit sowie die Arbeitsproduktivität. Bei einer deutlichen Überschätzung der Patientenzufriedenheit besteht die Gefahr, dass existierende Probleme nicht erkannt und somit auch nicht beseitigt werden. Bei einer deutlichen Unterschätzung werden Anstrengungen unternommen, die gar nicht notwendig wären, Arbeitszeit und -einsatz werden folglich verschwendet.

◢ Vergleich mit der Patientenzufriedenheitsstrategie des Praxisinhabers

Patientenzufriedenheitsziele sind eine feste Größe des Qualitätsmanagements. Werden für die in der Befragung untersuchten Leistungsmerkmale Zielwerte festgelegt, kann ermittelt werden, inwieweit die Leistungs-Qualitäts-Strategie in der Realität bereits umgesetzt ist. Auch hieraus ist ein detaillierter Handlungsbedarf ableitbar.

◢ Vergleich mit der Patientenzufriedenheit in fachgruppengleichen und überdurchschnittlich erfolgreichen Arztpraxen

Die beschriebenen Parameter erlauben eine isolierte Bestimmung der Patientenzufriedenheit. Darüber hinaus aber ist es notwendig, die ermittelte Patientenzufriedenheit – in Abhängigkeit von der grundsätzlich ange-

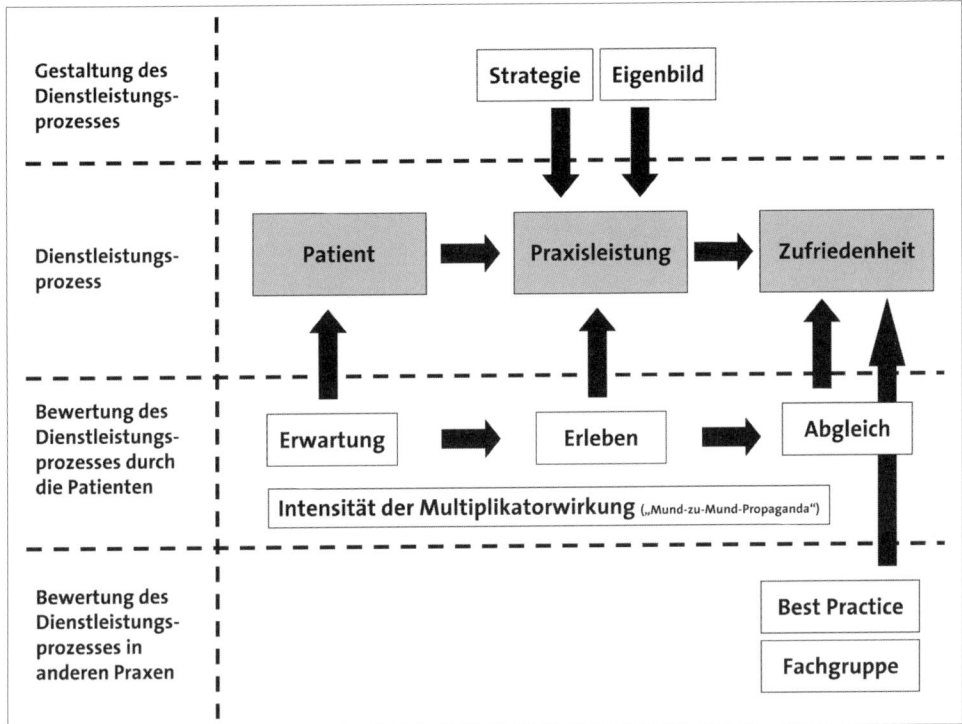

**Abb. 2.2:** Das Zusammenwirken der Analyseparameter des IFABS-Zufriedenheitsanalyse-Referenzsystems

strebten Praxisperspektive (wachsen, halten, reduzieren) – mit dem Fachgruppen- und Best-Practice-Standard abzugleichen. Ist ein Praxiswachstum (Halten) angestrebt, muss die ermittelte Patientenzufriedenheit möglichst nah an den Best-Practice-Werten (Fachgruppen-Werten) sein, damit die Praxisperspektive auch umgesetzt werden kann.

Abbildung 2.2 zeigt die Sachverhalte im Überblick.

Die wichtigsten Resultate (Mehrfachnennungen) im Überblick:

Fragebogenanalyse
◢ Ein Einleitungstext, der die Zielsetzung der Befragung und die konkrete Handhabung des Fragebogens erläuterte, fand sich lediglich in 23% der Bögen.
◢ 64% verwendeten eine ungeeignete Skalierung (Ja-Nein-, Gut-Schlecht-Antwortkategorien), die keine differenzierte Beurteilung zuließen.

◢ In 47% der Untersuchungen fanden sich missverständliche oder zu allgemein gehaltene Fragen.
◢ 37% der Bögen wiesen eine schlechte Lesbarkeit auf (zu kleine Schrift, schwer zu entziffernder Schrifttyp, verwaschenes Druckbild).
◢ Im Durchschnitt wurden lediglich zwölf Fragen gestellt und damit das Analysepotenzial der Befragungen nur zu einem geringen Teil genutzt.

Abwicklungsanalyse
◢ In 89% der Fälle erfolgte die Abgabe der Bögen über die Mitarbeiterinnen, in den restlichen Fällen (11%) über den Arzt.
◢ In 32% der Praxen existierte eine vorher ausgearbeitete Information, mit der den Patienten bei der Übergabe des Bogens die Aktion erklärt wurde.
◢ 52% der Untersuchungen wurden nicht nach dem Zufallsprinzip durchgeführt.

Es war den Mitarbeiterinnen überlassen, wem sie den Fragebogen aushändigten. Das führte insgesamt zu einer deutlichen „Positiv-Lastigkeit" der Untersuchungen, da vor allem Patienten befragt wurden, die den Praxen wohlgesonnen waren.

◢ Das Personal wurde lediglich in 34% der Praxen bereits in die Entwicklung und Vorbereitung der Untersuchung eingebunden. Das Personal in den übrigen Praxen empfand die Befragungen vor allem als Kontrolle und unterstützte das Projekt nur unwillig.

◢ In 49% der Fälle mussten die Patienten die ausgefüllten Bögen am Empfang abgeben, wodurch die Diskretion und Anonymität deutlich eingeschränkt waren.

Auswertungsanalyse

◢ Lediglich in 34% der untersuchten Praxen wurde die Patientenzufriedenheit realistisch gemessen und führte zu richtigen Schlüssen bezüglich des konkreten Veränderungsbedarfs. Insgesamt bestand – wie bereits erwähnt – eine starke Tendenz zu einer „positiven Fehlinterpretation" der Patientenmeinung.

◢ Nur in 15 der Praxen mit realistischen Resultaten wurde ein Aktionsplan zur Verbesserung der ermittelten Defizite entwickelt.

◢ 17% der Praxen informierten ihre Patienten über die Ergebnisse der Untersuchung (Aushang im Wartezimmer).

Ergebnisse des IFABS-Referenzsystems
Die Patientenzufriedenheitsbefragungen ergaben einen hohen Veränderungs- und Optimierungsbedarf in den untersuchten Praxen. Soweit die praxisindividuellen Untersuchungen sehr positive Resultate erbracht hatten, deckten sich diese zum großen Teil mit den Ergebnissen der IFABS-Befragung. Durchschnittlich ermittelte die Analyse acht dringende Verbesserungsansätze je Praxis (Kern-Schwächen). Hinsichtlich der Mund-zu-Mund-Propaganda ergab sich ein durchschnittlicher Wert von – 15%, d.h. im Schnitt überwog in den Praxen die Anzahl der Negativ-Empfehler. Die mittlere Gesamtzufriedenheit der Patienten belief sich auf einen Wert vom 3,8 (Basis: Schulnotenskalierung).

Der Eigenbild-Fremdbild-Vergleich ergab für 48% der Praxisteams eine deutliche Überschätzung der eigenen Leistung, für 24% eine treffende Einschätzung und für 28% eine Unterschätzung.

Für lediglich 11% der Praxisinhaber konnte eine Übereinstimmung der Patientenzufriedenheitswerte mit den strategischen Zielen ermittelt werden, in allen anderen Fällen blieben die Patientenwerte deutlich hinter den Zielen zurück.

69% der Praxisinhaber gaben an, für ihren Praxisbetrieb ein Wachstum anzustreben. Von dieser Gruppe erreichten aber nur 17% die Werte des Best-Practice-Standards. 31% wollten ihren Status quo halten, von diesen erzielten 41% die Werte des Fachgruppen-Standards.

**Fazit**
Patientenzufriedenheitsanalysen sind ein notwendiges Instrument, die Patientenorientierung des Praxismanagements zu überprüfen und auszurichten. Die Umsetzungsrealität im Praxisalltag zeigt jedoch, dass viele Befragungen aufgrund einer zu geringen Methodenkenntnis und einer unsachgemäßen Anwendung des Instruments falsche Ergebnisse ermitteln, die die Patientenzufriedenheit gar nicht oder nur unzureichend abbilden und zu Fehlschlüssen in Bezug auf Veränderungen der Praxisleistung führen.
Die Studienergebnisse zeigen, dass für eine ergebnisorientierte Patientenbefragung eine Reihe wichtiger Gestaltungsaspekte beachtet werden muss, die ich Ihnen in den folgenden Abschnitten darstellen werde.

## 2.2.1 Planung der Befragung

In diesem ersten Schritt stellen Sie die Weichen für den Erfolg Ihrer Befragung: den Erhalt aussagekräftiger und vor allem handlungsrelevanter Ergebnisse. Je genauer Sie planen, d.h. die Zielgruppe und die Zielsetzung Ihrer Befragung definieren, desto besser können Sie die Analysemerkmale auswählen und die Fragen formulieren.

Der Begriff Ziel bezeichnet die vorweggenommene Vorstellung, die Sie über das Ergebnis Ihrer Befragung entwickeln müssen. Sie gibt Antwort auf die Frage „Was will ich mit meiner Patientenbefragung erreichen?" Damit sie diese Funktionen erfüllen kann, benötigt Ihre Zieldefinition eine ganz bestimmte Gestaltungsform: Spezifizieren Sie Ihr Ziel konkret auf ein oder mehrere Bezugsobjekte. So genügt es z.B. nicht, wenn Sie ein Ziel wie „Ich möchte die Zufriedenheit meiner Patienten ermitteln" formulieren. Zwar geben Sie eine Zielrichtung vor, aber das Bezugsobjekt ist viel zu allgemein, als dass Sie Maßnahmen ableiten könnten, das Ziel zu erreichen. Treffender formuliert lautet das Ziel „Ich möchte die Zufriedenheit meiner Patienten mit folgenden Aspekten unserer Arbeit ermitteln ..." Noch präziser lässt sich das Erkenntnisziel formulieren, wenn Sie die allgemein gehaltene Zielgruppe „Patienten" weiter spezifizieren, z.B. „... untergliedert nach Privatpatienten und gesetzlich Versicherten". Auf diese Weise grenzen Sie den Kreis der möglichen Frageninhalte ein und schaffen eine eindeutige Arbeitsgrundlage.

Definieren Sie eindeutige Messgrößen, mit deren Hilfe die Befragungsresultate überprüfbar werden. Das betrifft die Auswahl der Antwortmöglichkeiten. Genügen Ihnen qualitative Beschreibungen, oder möchten Sie z.B. Zufriedenheitswerte in Notenform ermitteln? Auf diesen Aspekt wird im weiteren Verlauf dieses Kapitels eingegangen.

Legen Sie ergänzend noch den Zeithorizont fest, innerhalb dessen die Befragung durchgeführt werden soll, und spezifizieren Sie Beginn und Ende der Einzelschritte (vgl. Arbeitsblatt 1 ⊘).

Soweit Sie einzelne Arbeitsschritte nicht selbst durchführen, sollten Sie eine für die Umsetzung verantwortliche Person benennen. Auch hierauf wird später bei der organisatorischen Abwicklung noch einmal eingegangen.

Der Begriff „Zielgruppe" bezeichnet Patientengruppen, die durch gleiche Merkmale gekennzeichnet sind, z.B. ganz allgemein alle Stammpatienten Ihrer Praxis oder speziell eine Auswahl nach Kriterien wie z.B.:

◢ Altersstruktur (Altersgruppen-Bildung)
◢ Versichertenstatus
◢ Häufigkeit der Kontakte (wie oft kommen die Patienten pro Quartal in die Praxis?)
◢ regionale Herkunft
◢ Diagnosenverteilung
◢ Betreuungsaufwand
◢ Patienten, die nicht wiedergekommen sind
◢ Patienten mit bestimmten Diagnosen
◢ Neupatienten

|  | Beginn | Ende |
|---|---|---|
| Erarbeitung der Fragebogeninhalte |  |  |
| Erstellung des Fragebogens |  |  |
| Pre-Test |  |  |
| Durchführung der Befragung |  |  |
| Auswertung der Ergebnisse |  |  |
| Zusammenstellung der Veränderungsschritte |  |  |

Arbeitsblatt 1 ⊘: Zeitplan für die Durchführung einer Patientenbefragung

◢ Lebensabschnitt (Kinder, Jugendliche, Er-
wachsene, Rentner)
◢ Berufsbilder (Angestellte, Selbstständige,
Beamte etc.)
◢ Hobbys (Fitnessorientierung, Freizeitori-
entierung etc.)
◢ Zuzahlungsbereitschaft

Die Auswahl der Zielgruppe ergibt sich unmittelbar aus dem oder den Befragungszie-
len. Hierzu einige Beispiele:

◢ Sie haben noch keine genaue Vorstellung
über die Zufriedenheit Ihrer Patienten. In
diesem Fall müssen Sie das Themenspek-
trum und die Zielgruppe der Befragung
möglichst breit anlegen, um ein umfassen-
des Bild zu erhalten. In Folgebefragungen
können Sie dann spezifischer auf interes-
sierende oder markante Aspekte eingehen.
◢ Sie verfügen über genau definierte Praxis-
qualitätsziele, die regelmäßig im Hinblick auf ihren Erfüllungsgrad überprüft
werden sollen. Ihre Befragung richtet
sich demnach inhaltlich und – soweit die
Qualitätsziele auch für einzelne Patientengruppen definiert sind – zielgruppen-
bezogen nach den Vorgaben Ihres Quali-
tätsmanagementkonzeptes.
◢ Sie sind mit einer zunehmenden Anzahl
von Patientenbeschwerden konfrontiert
und möchten mithilfe einer Befragung
eine objektive Basis für die Diskussion
mit den Mitarbeiterinnen und für Verän-
derungsmaßnahmen schaffen. Hierbei ist
zunächst zu ermitteln, ob die Beschwerden aus einem Kreis von Patienten kommen, der durch gleiche Merkmale, z.B.
das Alter oder den Beruf, gekennzeichnet
ist. Trifft das zu, bildet dieser Personenkreis die Befragungszielgruppe, ansonsten muss sich die Untersuchung auf alle
Patientengruppen erstrecken. Inhaltlich
wird die Befragung durch den oder die
Beschwerdegründe fixiert.
◢ Sie haben in Ihren Zielvereinbarungen
mit Ihren Mitarbeiterinnen Patientenzu-

friedenheitskriterien vereinbart, deren
Erfüllungsgrad über regelmäßige Befragungen erhoben wird. Zielgruppen und
Inhalte der Befragung entsprechen damit
den Kriterien der Zielvereinbarungen.
◢ Sie möchten im Rahmen Ihrer Marke-
tingarbeit ein positiv wirksames und
markantes Zeichen setzen und die Patientenbefragung als Marketinginstrument nutzen. Die Befragungszielgruppe
ist in diesem Fall möglichst breit anzulegen, es sei denn, Sie möchten spezielle
Zielgruppen, z.B. Patienten mit hoher
Selbstzahlbereitschaft, erreichen.

Die Auswahl der Zielgruppe ist bei Patientenbefragungen unmittelbar mit der Frage des
Stichprobenumfanges verbunden. Da in der
Arztpraxis keine statistischen Anforderungen entsprechenden Repräsentativbefragun-
gen möglich sind, muss auf Hilfsgrößen zu-
rückgegriffen werden. Geht es um globale
Zufriedenheitsziele, eignet es sich beispielsweise, Patienten zu befragen, die während eines Monats die Praxis aufsuchen. Wichtig ist
hierbei, möglichst keinen für das Patienten-
aufkommen untypischen Zeitraum zu wählen (z.B. Weihnachtszeit, Ferien o.Ä.). Innerhalb dieses Zeitraums sollte die Auswahl der
Patienten nach dem Zufallsprinzip erfolgen,
etwa, indem jeder dritte Patient in die Befragung aufgenommen wird oder jeder Patient,
der zur halben Stunde die Praxis betritt.

### 2.2.2 Entwicklung des Fragebogens –
### Der Fragebogenbaukasten

In diesem Arbeitsschritt schaffen Sie die Basis dafür, detailliert an die gewünschten Informationen über die Zufriedenheit Ihrer
Patienten zu gelangen. Der Fragebogen ist
damit das zentrale Element der gesamten Befragung. Seine Inhalte und sein Design müssen auf Ihre Ziele und die anzusprechende(n)
Zielgruppe(n) abgestimmt sein. Eine falsche

inhaltliche Gestaltung des Fragebogens ist die häufigste Ursache für Misserfolge bei Patientenbefragungen.

Da sich Patientenbefragungen – und damit der Fragebogen – nicht normieren lassen, sondern immer auf die individuell zu lösenden Fragestellungen ausgerichtet sein müssen, habe ich die wichtigsten Aspekte der Bogengestaltung in einem Fragebogenbaukasten zusammengestellt. Er zeigt Ihnen, welche Punkte bei der Gestaltung beachtet werden sollten und wie deren Umsetzung konkret aussehen kann. So wird es Ihnen möglich, aus den verschiedenen Elementen Ihren Praxisbefragungsbogen zusammenzustellen oder die Beispiele als Anregungen für eigene Ideen zu verwenden.

Grundsätzlich gilt für die Bogengestaltung, dass die Befragungsunterlage

◢ methodisch passend aufgebaut ist, d.h. mithilfe der Fragen auch das ermittelt wird, was Sie als Ergebnis anstreben,

◢ verständlich konzipiert ist, d.h. die Patienten ohne großes Überlegen wissen, was sie tun sollen,

◢ übersichtlich ausgelegt ist, damit man sich schnell orientieren kann,

◢ soweit möglich auch abwechslungsreich ist, d.h., dass es nicht zu einer Ermüdung durch eine Befragungsmonotonie kommt.

### Fragebogenformat und -umfang

Das beste Fragebogenformat ist DIN-A4. Kleinere Formate limitieren Sie nicht nur in der Anzahl der aufführbaren Fragen, sondern auch in der Größe der verwendbaren Schrift. Eine Ausnahme bilden sog. Dauer- oder Kurzbefragungen, bei denen die Klärung einiger weniger Fragen im Vordergrund steht. Vielleicht kennen Sie solche Befragungen aus dem Einzelhandel („Sagen Sie uns Ihre Meinung!"). Für diese besondere Befragungsform eignen sich am besten Befragungskarten, z.B. im Postkarten- oder DIN-Lang-Format.

Vielfach herrscht die Meinung vor, ein Patientenfragebogen dürfe nur einseitig gestaltet sein und müsse aus möglichst wenigen Fragen bestehen. Die tatsächlichen Möglichkeiten sehen in der Realität allerdings völlig anders aus: Zum einen ist ein zweiseitiger Fragebogen für Patienten ohne Probleme bearbeitbar. Sie verfügen i.d.R. über genügend Zeit zum Studium der Fragen und zum Ausfüllen, vielen kommt eine solche Befragung als Abwechslung sogar gelegen. Wichtig ist bei zweiseitigen Bögen, dass Sie prägnant durch den Hinweis „Bitte wenden" auf die umseitige Fortsetzung hinweisen. Zudem unterstreicht ein ausführlicher Fragebogen die Ernsthaftigkeit der Befragung und hebt sich damit von der Vielzahl an Untersuchungen ab, die im Einzelhandel zur Kundenzufriedenheit durchgeführt werden. Aus der Option eines zweiseitigen Befragungskonzeptes resultiert gleichzeitig ein deutlicher Zuwachs an Frage- und Erkenntnismöglichkeiten. Durchschnittlich lassen sich pro Bogen – ohne dass es bei den Patienten zu Verweigerungen kommt – ca. 20 bis 25 Leistungsmerkmale abfragen, ergänzt um zwei bis drei offene und weitere fünf bis acht geschlossene Fragen.

### Das Fragebogenlayout

Grundanforderung an Ihren Fragebogen ist, dass er Ihre Patienten zur Beschäftigung mit der Unterlage und vor allem zu einem vollständigen Ausfüllen motiviert. Das erreichen Sie zum einen durch ein ansprechendes Layout, das folgende Kriterien beinhalten sollte:

◢ Die Fragen sollten in einer ansprechenden, möglichst symmetrischen Gliederung über den Bogen verteilt sein. Das ist umso wichtiger, je mehr Fragen Sie stellen, da die Befragten sich dann besser innerhalb des Bogens orientieren können. Gestalten Sie das Ganze mit Abständen zwischen den Fragen, damit sie nicht „erdrückend" auf den Leser wirken.

◢ Stimmen Sie den Fragebogen auf die Corporate Identity Ihrer Praxis ab, und verwenden Sie die zugehörige Typografie und Farbwahl sowie Ihr Praxislogo. Setzen Sie Farben aber sparsam und dezent ein, damit sie nicht verwirren. Wenn Sie eine Farbe einem Gestaltungselement, z.B. einer Frage, zugewiesen haben, müssen Sie diese Zuordnung für den gesamten Bogen aufrechterhalten. Nutzen Sie Farben in der Hauptsache als visuelle Hilfen, die durch den Fragebogen führen.

◢ Denken Sie an die Zielpersonen, die den Bogen ausfüllen sollen, und passen Sie die Schriftgröße an den Bedarf der Personen an. Verwenden Sie einfache, klar strukturierte Schriften (z.B. Times New Roman, Arial etc.) anstelle „verspielter" Varianten, die immer schlechter zu erkennen sind.

### Die Fragebogeneinleitung

Neben einer interessanten visuellen Aufmachung kommt der Einleitung des Fragebogens eine wichtige Funktion zu. An diese Stelle gehört als Auftakt:

◢ eine kurze Schilderung des Zieles der Befragung, denn ohne ein Wissen über das „Warum?" der Befragung sinkt die Beteiligungsbereitschaft drastisch

◢ ein Hinweis, wie mit den Fragen verfahren werden soll, dass z.B. alle durch Ankreuzen beantwortet werden sollen

◢ der Hinweis auf einen diskreten und anonymen Umgang mit den ermittelten Daten

◢ ein Dank für die Mitarbeit

Die folgenden Beispiele zeigen, wie ein Einleitungstext formuliert werden kann.

*Liebe Patientin, lieber Patient,*
*wir möchten, dass Sie sich in unserer Praxis wohlfühlen. Um Ihren Praxisaufenthalt so angenehm wie möglich zu gestalten, bitten wir Sie daher, uns bei unseren Bemühungen durch die Beantwortung der folgenden Fragen zu unterstützen. Die Befragung ist selbstverständlich anonym und freiwillig. Bitte werfen Sie Ihren ausge-*

*füllten Fragebogen in die Befragungsbox im Wartezimmer. Vielen Dank für Ihre Mitarbeit!*

*Liebe Patientin, lieber Patient,*
*wir möchten, dass Sie sich bei uns – trotz Ihrer Erkrankung – wohlfühlen. Deshalb interessiert uns, wie Sie unsere Praxis beurteilen. Bitte nehmen Sie sich deshalb die Zeit, die folgenden Fragen zu beantworten. Sie helfen uns damit, unsere Praxisleistung noch besser auf die Wünsche und Bedürfnisse unserer Patienten auszurichten. Ihren ausgefüllten Fragebogen können Sie in den Kasten mit der Aufschrift „Patientenbefragung" im Wartezimmer einwerfen. Der Fragebogen lässt keine Rückschlüsse auf Ihre Person zu und wird anonym ausgewertet. Herzlichen Dank im Voraus.*

*Liebe Patientin, lieber Patient,*
*Ihre Meinung über unsere Praxisleistung ist für uns sehr wichtig. Deshalb bitten wir Sie, diesen Fragebogen auszufüllen, damit wir uns noch zielgerichteter auf Ihre Wünsche und Bedürfnisse einstellen können. Die Einwurfbox für Ihren ausgefüllten Bogen finden Sie auf dem Flur neben Untersuchungsraum 3. Ihre Angaben werden wir absolut vertraulich behandeln, eine Zuordnung des Bogens zu Ihrer Person ist ohnehin nicht möglich.*
*Herzlichen Dank für Ihre Mühe.*

*Sehr geehrte Patientin, sehr geehrter Patient,*
*Ihre Gesundheit ist das Ziel unserer täglichen Arbeit. Um diesen Qualitätsstandard zu wahren und zu verbessern, haben wir einige Fragen zusammengestellt, um deren Beantwortung wir Sie bitten möchten. Bitte füllen Sie den anonym gehaltenen Fragebogen vollständig aus, und werfen Sie ihn in den vorbereiteten Kasten neben dem Ausgang. Dankeschön!*

*Sehr geehrte Patientin, sehr geehrter Patient,*
*Ihre Zufriedenheit während des Aufenthaltes in unserer Praxis ist unser größtes Anliegen. Um diese Zufriedenheit vielleicht noch besser zu erreichen, sind Ihre Antworten zu den folgenden Fra-*

gen für die Gestaltung unserer Arbeit von großer Bedeutung. Bitte werfen Sie den innerhalb weniger Minuten ausgefüllten Bogen in den bereitgestellten Kasten. Die Auswertung Ihrer Angaben erfolgt anonym im Rahmen einer Gesamtauswertung, deren Ergebnis wir im März an unserer Informationswand im Wartezimmer aushängen werden. Vielen Dank für Ihre Unterstützung.

*Sehr geehrte Patientin, sehr geehrter Patient,*
Es ist uns ein Anliegen, Ihnen den Aufenthalt in unserer Praxis so angenehm wie möglich zu gestalten. Wenn Sie uns Ihre Beurteilung unserer Leistung mithilfe dieses anonym gehaltenen Fragebogens wissen lassen, helfen Sie uns, diesem Ziel näher zu kommen. Ihre Meinung ist uns besonders wichtig! Herzlichen Dank für Ihre Mitwirkung!

*Sehr geehrte Patientin, sehr geehrter Patient,*
wir schätzen Ihre Meinung über die Behandlung in unserer Praxis und würden uns freuen, wenn Sie folgende Fragen durch Ausfüllen der entsprechenden Felder beantworteten. Auf Grundlage der Angaben aller Patienten unserer Praxis können wir dann zielgerichtet die ermittelten Stärken ausbauen und die Schwächen verbessern.
Selbstverständlich werden Ihre Angaben diskret und anonym behandelt. Wir bedanken uns bereits im Voraus für Ihre Kooperation.

*Liebe Patientin, lieber Patient,*
um die Qualität unserer Praxisarbeit weiter verbessern zu können, möchten wir Sie bitten, uns Ihre Meinung hierzu in diesem Fragebogen mitzuteilen. Bitte nehmen Sie sich fünf Minuten Zeit für das Ausfüllen des Bogens.
Ihre offenen und ehrlichen Antworten helfen uns, Verbesserungsmöglichkeiten unserer Arbeit zu erkennen. Wir versichern Ihnen, dass wir Ihre Angaben vertraulich behandeln werden. Vielen Dank für Ihren Beitrag.

*Sehr geehrte Patientin, sehr geehrter Patient!*
Ihr Wohlbefinden liegt unserem Praxisteam sehr am Herzen. Wir möchten, dass Sie mit unserer Behandlung und Betreuung möglichst zufrieden sind und die bestmögliche Hilfe für Ihre Genesung erhalten. Das können wir nur erreichen, wenn wir Ihre Meinung über unsere Arbeit kennen, die wir mit diesem Fragebogen ermitteln möchten.
Bitte kreuzen Sie zu jeder Frage die Antwort an, die am ehesten Ihrer Meinung entspricht. Lassen Sie dabei bitte keine Frage aus und vergeben Sie auch keine Zwischenwerte. Werfen Sie den ausgefüllten Fragebogen in den bereitgestellten Kasten. Das garantiert die Anonymität der Befragung. Wir danken Ihnen schon jetzt für Ihre Rückmeldung und werden uns bemühen, alle Vorschläge auch umzusetzen.

*Liebe Patientin, lieber Patient,*
mithilfe dieses Fragebogens erbitten wir Ihre Bewertungen unserer Praxisleistung. Bitte beantworten Sie durch Ankreuzen alle Fragen und geben Sie uns auf diese Weise eine persönliche, aber anonyme Rückmeldung zu unserer Arbeitsqualität. Mithilfe dieser Angaben können wir dem Ziel einer möglichst weitgehenden Patientenorientierung ein Stück näherkommen. Wir danken Ihnen für Ihre Unterstützung.

*Liebe Patienten,*
es ist für uns sehr wichtig, Ihre Meinung über unsere Praxis zu erfahren, um so die Stärken und Schwächen unserer Arbeit zu erkennen und mithilfe Ihrer Angaben unsere Leistung noch patientenorientierter weiterzuentwickeln. Wir versichern Ihnen, dass die Auswertung absolut anonym erfolgt und die Antworten im Fragebogen keinerlei Rückschluss auf Ihre Person zulassen. Bitte werfen Sie diesen Fragebogen in den dafür vorgesehenen Kasten. Bereits vorab bedanken wir uns für Ihre Mitarbeit!

*Verehrter Patient,*
uns interessiert Ihre persönliche Einschätzung und Ihre Bewertung unserer Praxisleistung. Deshalb bitten wir Sie, die folgenden Fragen zu beantworten. Wir möchten auf diese Weise Ihre ganz persönliche Sicht unserer Praxis ermitteln.

*Bitte teilen Sie uns Ihre ehrliche Meinung mit. Über positive Einschätzungen freuen wir uns sehr, negative Meinungen helfen uns, mögliche Schwächen zu beseitigen. Für Ihre Mitarbeit danken wir Ihnen bereits jetzt sehr herzlich.*

*Sehr geehrte Patientinnen und Patienten, um auf die persönlichen Bedürfnisse unserer Patienten möglichst gut eingehen zu können, sind für uns Ihre Wünsche und Anregungen besonders wichtig. Um diese näher kennenzulernen, führen wir eine anonyme Patientenbefragung durch und bitten Sie um Ihre Meinung. Bitte nehmen Sie sich einige Minuten Zeit und beantworten Sie die folgenden Fragen. Die Einwurfbox für Ihren ausgefüllten Bogen finden Sie neben der Eingangstür. Vielen Dank für Ihre Mitwirkung.*

*Liebe Patientin, lieber Patient, Ihre Meinung ist uns sehr wichtig! Bitte nehmen Sie sich deshalb etwas Zeit für unsere Befragung. Sie dient dazu, gezielt den Veränderungsbedarf in unserer Praxis zu ermitteln, der aus Sicht unserer Patienten besteht. Wenn wir wissen, worauf es Ihnen bei Ihrem Besuch besonders ankommt, können wir unsere Praxisarbeit noch gezielter nach Ihren Wünschen ausrichten. Die Fragen werden anonym ausgewertet, Ihren ausgefüllten Fragebogen können Sie in unseren Patientenbriefkasten einwerfen. Vielen Dank!*

*Liebe Patientinnen und Patienten, im Rahmen unserer Qualitätsmanagementarbeit überprüfen wir mit einer schriftlichen Befragung regelmäßig, ob unsere Arbeit die Anforderungen unserer Patienten möglichst weitgehend erfüllt. In diesem Zusammenhang bitten wir Sie, die folgenden Fragen zu beantworten und den ausgefüllten Bogen in den dafür vorgesehenen Kasten einzuwerfen. Herzlichen Dank!*

### Befragungsinhalte

Die Befragungsinhalte hängen von den Zielen Ihrer Befragung ab. Bereits in dieser Phase, bei der Zusammenstellung der Inhalte, empfehle ich Ihnen die Einbeziehung Ihres Teams. So nutzen Sie nicht nur das Knowhow und die Ideen Ihrer Mitarbeiterinnen, sondern stellen auch von Beginn der Aktion an die Akzeptanz der Befragung durch Ihr Personal sicher. Denn nichts ist ungeschickter, als Ihre Belegschaft, die die Aktion ja auch betrifft, mit einem fertigen Konzept zu überraschen. Die Folge ist vorprogrammiert: Ihre Mitarbeiterinnen werden die Befragung als Kontrolle verstehen, sie ablehnen und in der Umsetzung nur halbherzig unterstützen. Erarbeiten Sie deshalb bereits die Befragungsinhalte gemeinsam mit Ihrem Personal. Am einfachsten funktioniert das, wenn Sie im Zuge einer Teambesprechung das Projekt vorstellen und ein Brainstorming durchführen, welche Aspekte der Praxisarbeit unter der Zielsetzung der Aktion untersucht werden sollen. Geben Sie Ihrem Team und sich selbst fünfzehn Minuten Zeit, alle Punkte, die für eine Analyse spontan einfallen, auf Karten oder Zettel zu schreiben. Sammeln Sie dann die Zettel ein, und ordnen Sie sie nach gleichen Inhalten. Hilfreich ist es, wenn Sie eine Pinwand o.Ä. zur Verfügung haben, an der Sie die einzelnen Themen-Cluster für alle sichtbar zusammenstellen können. Ergeben sich zu viele Themen, lassen Sie Prioritäten, z.B. in einer A-B-C-Klassifizierung, vergeben, etwa nach der Fragestellung: „Welches Befragungsthema ist brennend wichtig (A), wichtig (B) und eher unwichtig (C)?" Auf dieser Basis können Sie dann in die Konkretisierungsphase übergehen und die Fragen formulieren.

Die folgende Auflistung, die Ihnen zur Ideenanregung dienen soll, zeigt, welche Aspekte besonders häufig in Patientenbefragungen ermittelt werden.

◢ Wie ist der Patient auf die Praxis aufmerksam geworden (Praxisschild im Vorübergehen, über das Telefon-/Branchenbuch, über das Internet, über einen Arzt-Suchdienst, durch Empfehlung von Freunden und Bekannten, durch Empfehlung/Überweisung des Hausarztes, Sonstiges)?

◢ Weshalb hat er die Praxis aufgesucht (akute Beschwerden, Routine-/Vorsorgeuntersuchung, Einholen einer Zweitmeinung, allgemeine Fragen zu seiner Gesundheit etc.)?

◢ Worauf legt er bei der Behandlung besonderen Wert (ausführliche Beratung zu den möglichen Behandlungsmethoden, kurze Wartezeiten, Einsatz modernster Diagnostik, Spezialisierung auf Naturheilkunde etc.)?

◢ Ist der Patient Stamm- oder Neupatient?

◢ Wie alt ist er?

◢ Welchen Versichertenstatus hat er?

◢ Wie beurteilt er die Praxiserreichbarkeit (Lage, Zugang, Parkplätze, Behinderteneignung, Ausschilderung der Praxis am und im Haus etc.)?

◢ Wie beurteilt er die Praxisorganisation (telefonische Erreichbarkeit, Terminvergabe, Sprechzeiten, Wartezeit vor dem Arztkontakt, Wartezeit auf oder zwischen Untersuchungen, Wartezeit auf Rezepte und Gutachten, Orientierungsmöglichkeit in der Praxis etc.)?

◢ Wie beurteilt er die Praxisatmosphäre (Temperatur, Geräusche, Helligkeit, Gerüche, Betriebsklima Arzt/Praxisteam etc.)?

◢ Wie beurteilt er den Empfang (Freundlichkeit, Diskretion etc.)?

◢ Wie schätzt er das Erscheinungsbild der Praxis ein (Ausstattung und Zustand der Praxisräume, Sauberkeit und Hygiene, Zustand der Patiententoiletten etc.)?

◢ Wie ist aus seiner Sicht die Praxis auf die Bedürfnisse von Kindern oder Senioren eingerichtet (Spielecke, behindertengerechte Ausstattung, Stühle mit Armlehnen etc.)?

◢ Wie empfindet er die Gestaltung des Wartezimmers (Atmosphäre, Stühle, Zeitschriften, Fernsehen, Radio, Bilder, Pflanzen, Wände, Platzangebot, Getränke etc.)?

◢ Wie empfindet er die Gestaltung der Untersuchungsräume (Atmosphäre, Ordnung, Sauberkeit etc.)?

◢ Wie empfindet er die Gestaltung des Arztzimmers (Atmosphäre, Ordnung, Sauberkeit, Sitzposition zum Arzt etc.)?

◢ Wie beurteilt der Patient das Praxispersonal (Diskretion, Wahrung der Privatsphäre, Freundlichkeit, fachliches Können, Hilfsbereitschaft etc.)?

◢ Wie zufrieden ist er mit dem Service- und Informationsangebot (Praxisbroschüre, Praxiszeitung, IGeL-Liste, Erinnerung an Impftermine, Ernährungstipps etc.)?

◢ Wie schätzt der Patient Zusatzleistungen und Gesundheitsangebote der Praxis ein?

◢ Welche Meinung hat der Patient über den Arzt (Länge der Gesprächszeit, Freundlichkeit, Interesse, Respekt, Darstellung der Behandlungsalternativen, Zuwendung, Information über den Zweck von Untersuchungen, Eingehen auf seine Probleme, Gründlichkeit der Untersuchungen, Verständlichkeit der Erklärungen, Vollständigkeit der Erklärungen, Informationen zur Erkrankung, Information zur Medikation, Abgabe weiterführender Broschüren, Veranschaulichung komplexer Sachverhalte durch Zeichnungen, Abbildungen, Beratung zum weiteren Vorgehen, Beratung zu Behandlungsalternativen, Eindeutigkeit und Verständlichkeit von Anweisungen zu Diagnostik und Therapie, Sorgfalt, kooperatives Verhalten, Einbeziehung des Patienten in die Therapie-Entscheidung)?

◢ Was gefällt dem Patienten in der Praxis besonders?

◢ Was stört den Patienten an der Praxis?

◢ Hat der Patient Verbesserungsvorschläge?

◢ Wie sieht seine generelle Zufriedenheit mit der Praxis aus?

Darüber hinaus bietet eine Patientenbefragung Ihnen die Möglichkeit, für Leistungen Ihrer Praxis zu werben. Das bewerkstelligen Sie mithilfe sog. Marketingfragen, etwa wie folgt formuliert:

◢ Wussten Sie, dass unsere Praxis folgende Leistungen anbietet? oder

◢ Über welche der folgenden Leistungen würden Sie gerne detaillierte Informationen erhalten?

Über die Beschäftigung mit der jeweils nachfolgenden Auflistung lernen Ihre Patienten spezielle Angebote Ihrer Praxis kennen und können bei Interesse gezielt nachfragen. Das Arbeitsblatt 2 ⊘ zeigt Ihnen, wie Marketingfragen in einen Fragebogen integriert werden können.

Zudem bietet eine Patientenbefragung Ihnen die Option, die Intensität der Mund-zu-Mund-Propaganda Ihrer Patienten zu messen. Diese bilden sich anlässlich ihrer Praxiskontakte eine eigene Meinung über die

---

### Wie zufrieden sind Sie mit unserer Praxis?
### Fragebogen für Patienten

Sehr geehrte Patientin, sehr geehrter Patient,
das Anliegen unserer Praxis und aller Mitarbeiter ist, Sie so umfassend und so gut wie möglich zu betreuen. Aus diesem Grund interessiert uns natürlich, wie Sie unsere Arbeit beurteilen. Deshalb bitten wir Sie, den folgenden Fragebogen auszufüllen. Er ist anonym gehalten und lässt keine Rückschlüsse auf Ihre Person zu. Bitte beantworten Sie alle Fragen entweder durch Ankreuzen der aus Ihrer Sicht am ehesten zutreffenden Alternative oder durch eine kurze, stichwortartige Schilderung.
Vielen Dank für Ihre Unterstützung.

| | | |
|---|---|---|
| Alter: | Jahre | |
| Geschlecht: | ☐ Weiblich | ☐ Männlich |
| Versichertenstatus: | ☐ Kassenpatient | ☐ Privatpatient |

Was hat Ihnen während Ihres Aufenthaltes in unserer Praxis am besten gefallen?
_____
_____
_____

Was hat Sie am meisten gestört oder worüber haben Sie sich geärgert?
_____
_____
_____

Was sollte in unserer Praxis auf jeden Fall verbessert und/oder verändert werden?
_____
_____
_____

Wenn Sie unsere Praxis mit einer Schulnote beurteilen, welche Note würden Sie vergeben?

| | | |
|---|---|---|
| ☐ 1 = sehr gut | ☐ 2 = gut | ☐ 3 = befriedigend |
| ☐ 4 = ausreichend | ☐ 5 = mangelhaft | ☐ 6 = ungenügend |

Wussten Sie, dass unsere Praxis folgende Leistungen anbietet?

| | | |
|---|---|---|
| Ernährungsberatung | ☐ Ja | ☐ Nein |
| pAVk-Gruppensprechstunde | ☐ Ja | ☐ Nein |
| Diabetes-Schulungen | ☐ Ja | ☐ Nein |
| Sauerstofftherapie | ☐ Ja | ☐ Nein |
| Venen-Check | ☐ Ja | ☐ Nein |
| Ambulante Operationen | ☐ Ja | ☐ Nein |

Arbeitsblatt 2 ⊘: Patientenfragebogen mit Marketingfragen

| Bitte geben Sie für die folgenden Merkmale durch Ankreuzen an, wie zufrieden Sie mit der Leistung unserer Praxis waren (1 = sehr zufrieden, 6 = sehr unzufrieden): | 1 | 2 | 3 | 4 | 5 | 6 |
|---|---|---|---|---|---|---|
| Freundlichkeit beim Empfang | ☐ | ☐ | ☐ | ☐ | ☐ | ☐ |
| Diskretion an der Rezeption | ☐ | ☐ | ☐ | ☐ | ☐ | ☐ |
| Erscheinungsbild der Praxis | ☐ | ☐ | ☐ | ☐ | ☐ | ☐ |
| Wartekomfort | ☐ | ☐ | ☐ | ☐ | ☐ | ☐ |
| Länge der Wartezeit | ☐ | ☐ | ☐ | ☐ | ☐ | ☐ |
| Telefonische Erreichbarkeit | ☐ | ☐ | ☐ | ☐ | ☐ | ☐ |
| Freundlichkeit des Praxispersonals | ☐ | ☐ | ☐ | ☐ | ☐ | ☐ |
| Kompetenz des Praxispersonals | ☐ | ☐ | ☐ | ☐ | ☐ | ☐ |
| Zuwendung/Freundlichkeit des Arztes | ☐ | ☐ | ☐ | ☐ | ☐ | ☐ |
| Individualität/Diskretion der Behandlung | ☐ | ☐ | ☐ | ☐ | ☐ | ☐ |
| Information über den Behandlungsablauf | ☐ | ☐ | ☐ | ☐ | ☐ | ☐ |
| Aufklärung über Beschwerden/Erkrankungen | ☐ | ☐ | ☐ | ☐ | ☐ | ☐ |
| Information zu Untersuchungen/Behandlungen | ☐ | ☐ | ☐ | ☐ | ☐ | ☐ |
| Aufklärung über Risiken und Komplikationen | ☐ | ☐ | ☐ | ☐ | ☐ | ☐ |
| Informationen zum Verhalten im Alltagsleben | ☐ | ☐ | ☐ | ☐ | ☐ | ☐ |
| Qualität der Betreuung durch das Personal | ☐ | ☐ | ☐ | ☐ | ☐ | ☐ |
| Qualität der ärztlichen Leistung | ☐ | ☐ | ☐ | ☐ | ☐ | ☐ |

Fortsetzung Arbeitsblatt 2 ⊘: Patientenfragebogen mit Marketingfragen

Gegebenheiten (sog. Fremdbild) und kommen zu einem Qualitätsurteil, das sie auch an Dritte weitergeben. So weiß man, dass ein unzufriedener Patient – wie bereits erwähnt – im Durchschnitt seine Einstellung an zehn weitere Personen multipliziert. Aus diesem Grund ist es wichtig, die Multiplikationsintensität und -richtung zu messen. Hierfür bietet sich die Technik des Net Promoter Scores an, der von dem amerikanischen Management- und Marketingspezialisten Fred Reichheld entworfen und in einem Artikel im Harvard Business Review (Dezember 2003) unter dem Titel *The One Number You Need To Grow* vorgestellt wurde (Net Promoter ist eine geschützte Marke von Bain & Company, Inc., Fred Reichheld and Satmetrix Systems, Inc.). Seine Berechnung basiert auf der Beantwortung der Frage: „Bewertet auf einer Skala von 0 (unwahrscheinlich) bis 10 (sehr wahrscheinlich), wie wahrscheinlich ist es, dass Sie unsere Praxis Familienangehörigen, Verwandten, Freunden oder Kol-

legen weiterempfehlen?" Der Wert misst also die Weiterempfehlungsbereitschaft Ihrer Patienten, die ein zentraler Faktor der Imagebildung und Neupatientengewinnung und damit Ihres Praxiserfolges ist. Mithilfe der zehnstufigen Skalierung können Sie Ihre Patienten in drei Gruppen einteilen (vgl. Abb. 2.3).

▲ Die „Praxis-Unterstützer" (Patienten, die die Skalenstufen 9 und 10 auswählen). Hierbei handelt es sich um „begeisterte Patienten", die nicht nur mit der Leistung Ihrer Praxis sehr zufrieden sind, sondern dies auch anderen mitteilen.

▲ Die „Passiven" (Patienten, die die Skalenstufen 8 und 7 auswählen). Auch diese Patienten sind mit Ihrer Arbeit zufrieden, aber nicht so begeistert, dass sie dies auch öffentlich kundtun.

▲ Die „Praxis-Kritiker" (Patienten, die die Skalenstufen 6 bis 0 auswählen). Diese Gruppe umfasst die unzufriedenen Patienten, die ihre Unzufriedenheit auch

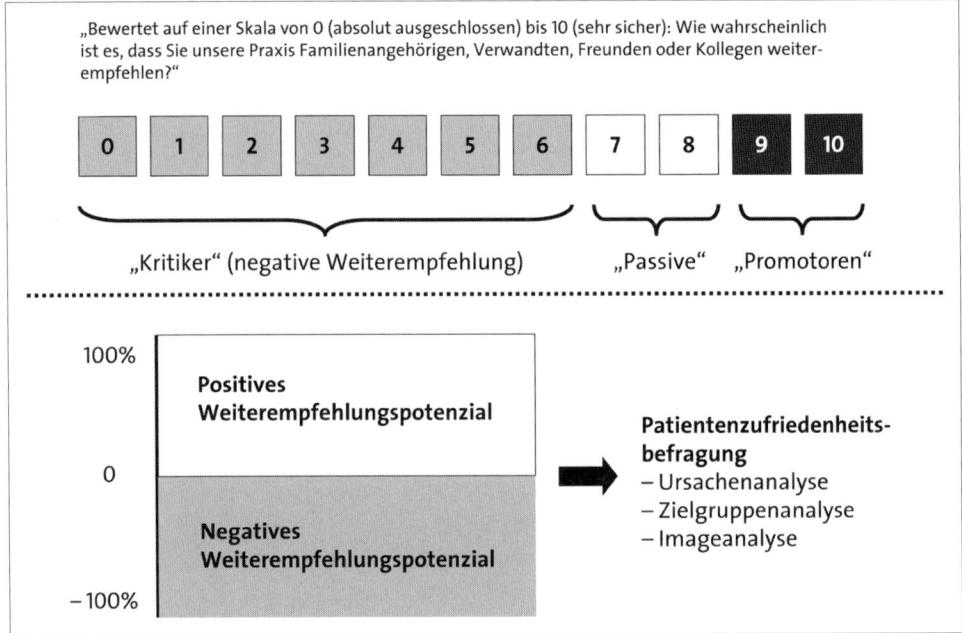

**Abb. 2.3:** Bestimmung der Multiplikationsintensität

nach außen tragen. Sie bilden das „Gefährdungspotenzial" Ihrer Praxis.

Die Kennziffer für die Weiterempfehlungsbereitschaft Ihrer Patienten berechnet sich nun aus der Differenz des Anteils der „Praxis-Unterstützer" und der „Praxis-Kritiker". Ist der Wert negativ (positiv), überwiegen die Patienten mit negativer (positiver) Weiterempfehlungsbereitschaft. In einer gemeinsamen Betrachtung der Kennziffer und der Beurteilung der Leistungsmerkmale Ihrer Praxis können Sie exakt bestimmen, was verbessert werden muss, um z.B. eine niedrige Weiterempfehlungsrate zu verbessern.

Noch interessanter wird es, wenn Sie die Kennziffer für einzelne Zielgruppen betrachten (vgl. Tab. 2.1) und anschließend deren Zufriedenheit mit Ihrer Praxisarbeit untersuchen.

Das Beispiel aus Tabelle 2.1 entstammt einer Analyse in einer allgemeinmedizinisch tätigen Praxis. Hier wurde ein hoher Aufwand zur Gewinnung von Neupatienten betrieben, der auch zu einem guten Weiterempfehlungspotenzial führte. Dieser Aufwand ging aber, neben organisatorischen Defiziten, zu Lasten der Stammpatientenbetreuung, was diese mit einer negativen Multiplikationsbereitschaft quittierten. So stand die Praxis vor der Situation, dass – über die Dauer von zwei Jahren betrachtet – immer weniger Neupatienten in die Praxis kamen und gleichzeitig der Patientenstamm immer weiter sank.

Der Beispiel-Fragebogen in Arbeitsblatt 3 ⊘ demonstriert, wie die Frage nach der Multiplikationsintensität in ein Befragungskonzept integriert werden kann.

**Tab. 2.1:** Weiterempfehlungsintensität nach Zielgruppen

| Zielgruppe | Weiterempfehlungspotenzial |
|---|---|
| Stammpatienten | –9% |
| Neupatienten | 18% |

**Die Fragearten**

Für die Fragen Ihres Analysebogens gilt, dass sie möglichst einfach, eindeutig und auf Anhieb verständlich formuliert sind. Gleichzeitig sollten Sie in Bezug auf ihre Auswertung beachten, dass sie einfach zu analysieren sind.

Unterschiedliche Fragearten führen zu unterschiedlichen Antwortqualitäten. Für Patientenbefragungen eignen sich in Bezug auf die Qualität drei Fragetypen:

◢ Offene Fragen

Offene Fragen fordern zu einer freien Meinungsäußerung auf: „Was haben Sie in unserer Praxis als besonders positiv empfunden?", „Worüber haben Sie sich besonders geärgert?", „Was können wir Ihrer Meinung nach an unserer Arbeit verbessern?". Sie führen zu freien und authentischen Aussagen, die sehr gut die Patientenmeinung widerspiegeln, diesen ein „Ventil" für ihre Meinung bieten und gleichzeitig das Gefühl ver-

---

| **Wie zufrieden sind Sie mit unserer Praxis?** |
| :---: |
| **Fragebogen für Patienten** |

Sehr geehrte Patienten,
das Anliegen unserer Praxis und aller Mitarbeiterinnen ist, Sie so umfassend und so gut wie möglich zu betreuen. Aus diesem Grund interessiert uns natürlich, wie Sie unsere Arbeit beurteilen. Deshalb bitten wir Sie, den folgenden Fragebogen auszufüllen. Er ist anonym gehalten und lässt keine Rückschlüsse auf Ihre Person zu. Bitte beantworten Sie alle Fragen entweder durch Ankreuzen der aus Ihrer Sicht am ehesten zutreffenden Alternative oder durch eine kurze, stichwortartige Schilderung.
Vielen Dank für Ihre Unterstützung.

Was hat Ihnen während Ihres Aufenthaltes in unserer Praxis am besten gefallen?
_____
_____
_____

Was hat Sie am meisten gestört oder worüber haben Sie sich geärgert?
_____
_____
_____

Was sollte in unserer Praxis auf jeden Fall verbessert und/oder verändert werden?
_____
_____
_____

Wenn Sie unsere Praxis mit einer Schulnote beurteilen, welche Note würden Sie vergeben?
(Bitte kreuzen Sie die am ehesten zutreffende Note an)

☐ 1 = sehr gut          ☐ 2 = gut          ☐ 3 = befriedigend
☐ 4 = ausreichend       ☐ 5 = mangelhaft   ☐ 6 = ungenügend

Bewertet auf einer Skala von 0 (absolut unwahrscheinlich) bis 10 (sehr wahrscheinlich): Wie wahrscheinlich ist es, dass Sie unsere Praxis Familienangehörigen, Verwandten, Freunden oder Kollegen weiterempfehlen?
Bitte kreuzen Sie den Ihrer Meinung entsprechenden Wert an (0 = absolut unwahrscheinlich, 10 = sehr wahrscheinlich).

| 0 | 1 | 2 | 3 | 4 | 5 | 6 | 7 | 8 | 9 | 10 |
|---|---|---|---|---|---|---|---|---|---|----|
| ☐ | ☐ | ☐ | ☐ | ☐ | ☐ | ☐ | ☐ | ☐ | ☐ | ☐ |

Arbeitsblatt 3 ⊘: Patientenfragebogen mit Messung der Multiplikationsintensität

Bitte geben Sie für die folgenden Leistungsmerkmale in Rubrik 1 an, wie groß deren jeweilige Bedeutung für Sie grundsätzlich bei der Bewertung von Arztpraxen ist, und vermerken Sie immer zusätzlich in Rubrik 2 „Zufriedenheit mit der Leistung unserer Praxis", wie Sie das entsprechende Merkmal in unserer Praxis bewerten:

| | Rubrik 1 Wichtigkeit für Ihre Bewertung von Arztpraxen generell | | | | Rubrik 2 Zufriedenheit mit der Leistung unserer Praxis | | | |
|---|---|---|---|---|---|---|---|---|
| | sehr wichtig | wichtig | un- wichtig | sehr un- wichtig | sehr zufrie- den | zufrie- den | unzu- frieden | sehr unzu- frieden |
| **Empfang** | | | | | | | | |
| Freundlichkeit | ☐ | ☐ | ☐ | ☐ | ☐ | ☐ | ☐ | ☐ |
| Umfassende Auskunft | ☐ | ☐ | ☐ | ☐ | ☐ | ☐ | ☐ | ☐ |
| **Praxis** | | | | | | | | |
| Atmosphäre | ☐ | ☐ | ☐ | ☐ | ☐ | ☐ | ☐ | ☐ |
| Ausstattung des Wartezimmers | ☐ | ☐ | ☐ | ☐ | ☐ | ☐ | ☐ | ☐ |
| Orientierungsmöglichkeit | ☐ | ☐ | ☐ | ☐ | ☐ | ☐ | ☐ | ☐ |
| **Organisation** | | | | | | | | |
| Wartezeit | ☐ | ☐ | ☐ | ☐ | ☐ | ☐ | ☐ | ☐ |
| Schnelle Terminvergabe | ☐ | ☐ | ☐ | ☐ | ☐ | ☐ | ☐ | ☐ |
| Telefonische Erreichbarkeit | ☐ | ☐ | ☐ | ☐ | ☐ | ☐ | ☐ | ☐ |
| **Betreuung** | | | | | | | | |
| Zuwendung und Anteilnahme des Praxispersonals | ☐ | ☐ | ☐ | ☐ | ☐ | ☐ | ☐ | ☐ |
| Zuwendung und Anteilnahme des Arztes | ☐ | ☐ | ☐ | ☐ | ☐ | ☐ | ☐ | ☐ |
| Offenheit der Atmosphäre des Arztbesuches | ☐ | ☐ | ☐ | ☐ | ☐ | ☐ | ☐ | ☐ |
| Individuelle und diskrete Behandlung | ☐ | ☐ | ☐ | ☐ | ☐ | ☐ | ☐ | ☐ |
| **Information** | | | | | | | | |
| Information über den Praxisablauf | ☐ | ☐ | ☐ | ☐ | ☐ | ☐ | ☐ | ☐ |
| Aufklärung über die Erkrankung | ☐ | ☐ | ☐ | ☐ | ☐ | ☐ | ☐ | ☐ |
| Informationen zu Untersuchungen, Therapien etc. | ☐ | ☐ | ☐ | ☐ | ☐ | ☐ | ☐ | ☐ |
| Aufklärung über mögliche Risiken und Komplikationen | ☐ | ☐ | ☐ | ☐ | ☐ | ☐ | ☐ | ☐ |
| Informationen zum Verhalten im Alltagsleben | ☐ | ☐ | ☐ | ☐ | ☐ | ☐ | ☐ | ☐ |
| Information über ggf. einzunehmende Medikamente | ☐ | ☐ | ☐ | ☐ | ☐ | ☐ | ☐ | ☐ |
| **Praxisleistung** | | | | | | | | |
| Qualität der Betreuung durch das Personal | ☐ | ☐ | ☐ | ☐ | ☐ | ☐ | ☐ | ☐ |
| Qualität der ärztlichen Leistung | ☐ | ☐ | ☐ | ☐ | ☐ | ☐ | ☐ | ☐ |
| Länge des Arztkontaktes | ☐ | ☐ | ☐ | ☐ | ☐ | ☐ | ☐ | ☐ |

Fortsetzung Arbeitsblatt 3 ⊘: Patientenfragebogen mit Messung der Multiplikationsintensität

mitteln, dass die Meinungserforschung ein wirkliches Anliegen der Praxis ist. Andererseits sind sie nur sehr schwer zu standardisieren und damit in ihren Inhalten einer statistischen Auswertung zugänglich zu machen. Hier kommt es bei der Auswertung darauf an, inhaltlich zusammengehörige Aussagen zu sog. Clustern, d.h. Sinneinheiten, zusammenzufassen. Insofern sind offene Fragen ein Muss-Bestandteil eines Patientenfragebogens, allerdings nur in geringerer Anzahl.

◢ Geschlossene Fragen

Bei geschlossenen Fragen geben Sie Ihren Patienten Antwortmöglichkeiten vor, aus denen diese dann nur noch auswählen müssen (man spricht auch von Auswahlfragen), welche der Antwortkategorien auf ihre Meinung am ehesten zutrifft. Für Patienten sind solche Fragen sehr gut zu beantworten, allerdings müssen Sie in Kauf nehmen, dass Aspekte, die nicht in den Kategorien vorgegeben sind, auch nicht zur Sprache kommen. In Bezug auf die Auswertung sind geschlossene Fragen ideal, da die Ankreuzhäufigkeiten der einzelnen Antwortkategorien ausgezählt und statistisch verarbeitet werden können.

Die Formulierung geschlossener Fragen kann einmal direkt erfolgen (z.B.: „Wie würden Sie die Freundlichkeit am Empfang bewerten?"), die Antwortkategorie könnte aus Schulnoten bestehen. Zum anderen haben Sie die Möglichkeit, Ihre Patienten eine Feststellung bewerten zu lassen (z.B.: Der Empfang ist sehr freundlich), als Antwortkategorie wäre eine einfache Ja-Nein-Auswahl denkbar. Zum Dritten können Sie die Fragen so stellen, dass Ihre Patienten zur Wiedergabe von Beobachtungen aufgefordert sind statt zur Bewertung von Sachverhalten („Wenn Sie sich am Empfang befinden, haben Sie den Eindruck, diskret Ihr Anliegen schildern zu können?").

Mit diesem Fragetyp stellen Sie direkte Fragen, die den Patienten in seiner Praxiswahrnehmung unmittelbar ansprechen und eine Art Dialog initiieren. Man spricht auch von Reporting-Fragen, die einen hohen motivatorischen Effekt haben und die Bereitschaft zum Ausfüllen eines Fragebogens deutlich fördern.

Eine weitere Gestaltungsdimension geschlossener Fragen ist das Antwortformat. Hier stehen Ihnen mehrere Alternativen zur Verfügung:

◢ Zwei Antwortkategorien

Die verbreitetsten Kategorien sind – wie erwähnt – „Ja" und „Nein", „Gut" und „Schlecht" oder „Trifft zu" und „Trifft nicht zu". Diese einfache Polarisierung führt zu einer klaren Stellungnahme und erbringt eindeutige Ergebnisse. Häufig wird diese Frage- bzw. Antwortform noch mit einer offenen Frage verbunden, um die Beweggründe hinter den Antworten zu erforschen:

*„Wie hat Ihnen die Ausstattung des Wartezimmers gefallen?" (Bitte kreuzen Sie die am ehesten auf Ihre Meinung zutreffende Alternative an.)*

☐ *gut*    ☐ *schlecht*

*Wenn Ihre Antwort „gut" ist, was hat Ihnen besonders gefallen?*

*Wenn Ihre Antwort „schlecht" ist, was hat Ihnen nicht gefallen?*

◢ Mehrere Antwortkategorien

Natürlich lässt sich das Antwortspektrum auch in Form einer breiteren Auswahl erweitern, z.B.:

*„Wie sind Sie auf unsere Praxis aufmerksam geworden?" (Bitte kreuzen Sie die zutreffende Alternative an.)*

☐ *Telefonbuch*
☐ *Internet*
☐ *Empfehlung*
☐ *Hinweis meines Hausarztes*

Die hohe Eignung für eine Auswertung erkaufen Sie jedoch mit der Notwendigkeit, die

Antwortmöglichkeiten im Vorfeld zusammenzustellen. Doch auch hier können Sie, um auf „Nummer sicher" zu gehen, eine offene Frage anschließen:

☐ *Sonstige Informationsquelle:* _____

Ein anderer, sehr verbreiteter Antworttyp ist das Schulnotensystem:

*„Wie zufrieden sind Sie mit der Diskretion im Anmeldebereich?" (Bitte kreuzen Sie die am ehesten auf Ihre Meinung zutreffende Schulnote an.)*

☐ *1 = sehr gut*
☐ *2 = gut*
☐ *3 = befriedigend*
☐ *4 = ausreichend*
☐ *5 = mangelhaft*
☐ *6 = ungenügend*

Der Vorteil dieses Bewertungssystems ist, dass es sehr bekannt und auf eine gewisse Weise eindeutig ist, natürlich nicht im strengen statistischen Sinn.

◢ Skalen

In Patientenzufriedenheitsbefragungen geht es vor allem darum, Einstellungen der Patienten zu Leistungsmerkmalen der Praxis detailliert zu erfassen. Das lässt sich mit zwei Antwortkategorien, z.B. „gut" und „schlecht" in der Tendenz bewerkstelligen, zwischen den Polen zweier Antwortkategorien aber existieren viele weitere Möglichkeiten der Zustimmung und Ablehnung, deren Erfassung eine differenzierte Meinungserfassung zulässt. Diese Vielfalt können Sie mithilfe von Skalen erfassen, die ebenfalls statistischen Auswertungsmethoden zugänglich sind. Folgende Varianten können eingesetzt werden:

### 3-stufige Skala

Die bekannteste Skala besteht aus drei Smileys, die mit ihrem Ausdruck anschaulich ein positives, ein neutrales und ein negatives Werturteil repräsentieren:

*„Wie zufrieden sind Sie mit unseren Sprechstundenzeiten?" (Bitte kreuzen Sie die am ehesten auf Ihre Meinung zutreffende Alternative an.)*

☐ ☺
☐ ☺
☐ ☹

Neben den beiden positiven und negativen Außenbereichen umfasst die Skala einen unentschiedenen Mittelpunkt, der durchaus eine Meinungsposition beschreiben kann, aber Patienten auch dazu verleitet, sich eben nicht zu entscheiden.

### 4-stufige Skala

*„Wie zufrieden sind Sie mit der Länge der Wartezeit?" (Bitte kreuzen Sie die am ehesten auf Ihre Meinung zutreffende Alternative an.)*

☐ *sehr zufrieden*
☐ *zufrieden*
☐ *unzufrieden*
☐ *absolut unzufrieden*

Wie Sie sehen, gibt es bei dieser Skala keinen Mittelpunkt, der Patient muss sich also für eine Antwort im Positiv- oder Negativ-Bereich entscheiden. Das ist bewusstes Gestaltungsprinzip, um eine neutrale Rückzugsposition zu vermeiden, die manche Patienten gerne einnehmen, aber die Beurteilung der Zufriedenheit nur wenig fördert.

### 5-stufige Skala

*„Wie zufrieden sind Sie mit dem organisatorischen Ablauf?" (Bitte kreuzen Sie die am ehesten auf Ihre Meinung zutreffende Alternative an.)*

☐ *sehr zufrieden*
☐ *zufrieden*
☐ *teils, teils*
☐ *unzufrieden*
☐ *absolut unzufrieden*

Die 5er-Skala besitzt den oben kritisierten Mittelpunkt, der die Tendenz zur Mitte fördert und maßgeblich die Analysequalität negativ beeinflusst.

## 6-stufige Skala

*„Wie zufrieden sind Sie mit der Länge des Arzt-kontaktes?" (Bitte kreuzen Sie die am ehesten auf Ihre Meinung zutreffende Alternative an.)*

☐ *absolut zufrieden*
☐ *zufrieden*
☐ *eingeschränkt zufrieden*
☐ *eingeschränkt unzufrieden*
☐ *unzufrieden*
☐ *absolut unzufrieden*

Die 6er-Skala ist eine differenziertere 4er-Skala ohne Mittelpunkt. Allerdings wählen Patienten bei ihren Antworten sehr ungern die Extrempositionen, sodass die 6er-Skala im Aussagewert mit dem Niveau der 4er-Skala vergleichbar ist. Zudem sieht das Layout bei der Bewertung mehrerer Merkmale schnell abschreckend aus und fördert so eher die Verweigererquote anstelle der Erkenntnisqualität.

## Kontinuierliche Skala

Bei den bislang beschriebenen Skalen handelt es sich um sog. Intervallskalen. Sie gestatten die Auswahl vorgegebener Intervallpunkte mithilfe von Auswahl- bzw. Ankreuzkästchen. Demgegenüber kann bei einer kontinuierlichen Skala jeder Wert zwischen den Skalenbegrenzungen, z.B. von 0 (absolute Unzufriedenheit) bis 10 (absolute Zufriedenheit), gewählt werden. Eine solche Skala kommt in zwei Formen zum Einsatz: Sie können Ihre Patienten bitten, den Wert anzugeben, der am ehesten ihre Meinung widerspiegelt:

*„Wie zufrieden sind Sie mit dem Zeitschriftenangebot im Wartezimmer? Bitte geben Sie Ihre Meinung mithilfe eines Wertes an, der zwischen den Eckwerten 0 = absolute Unzufriedenheit und 10 = absolute Zufriedenheit liegt."*

Die andere Möglichkeit ist, die Patienten zu bitten, auf einer Linie mit einem Kreuz ihre Meinung zu notieren:

*„Wie zufrieden sind Sie mit dem Zeitschriftenangebot im Wartezimmer? Bitte kreuzen Sie*

*auf der Meinungsachse die Position an, die Ihrer Meinung am besten entspricht."*
*Absolute Unzufriedenheit   Absolute Zufriedenheit*
_____ X _____

Kontinuierliche Skalen helfen, ein Meinungsbild sehr differenziert zu erfassen. Ihr Einsatz ist jedoch mit einem relativ hohen Aufwertungsaufwand verbunden, sodass eine Anwendung bei Patientenbefragungen weniger sinnvoll ist. Zudem ist ein Fragebogen, der derartige Antworttypen umfasst, sehr erklärungsbedürftig und wird von vielen Patienten abgelehnt.

Einen Ausweg bietet die Mischform aus Intervall- und kontinuierlicher Skala:

*„Wie zufrieden sind Sie mit den Informationen zum Praxisablauf? Bitte kreuzen Sie den Wert an, der Ihrer Meinung am besten entspricht (0 = absolut unzufrieden, 10 = absolut zufrieden)."*

0  1  2  3  4  5  6  7  8  9  10
☐ ☐ ☐ ☐ ☐ ☐ ☐ ☐ ☐ ☐ ☐

## Fragenformulierung und Befragungsdramaturgie

Bei der Formulierung Ihrer Fragen sollten Sie darauf achten, die Befragungsinhalte so einfach wie möglich, aber eindeutig darzustellen. Bilden Sie hierzu kurze, verständliche Sätze ohne Verschachtelungen und Fremdwörter. Passen Sie sich hierzu dem Sprachgebrauch Ihrer Zielpersonen an, nutzen Sie also ruhig auch umgangssprachliche Formulierungen. Beide Aspekte stellen sicher, dass Ihre Patienten sich bei der Beantwortung des Fragebogens nicht überfordert fühlen und ihn deshalb nicht oder nur unvollständig ausfüllen.

Fragen Sie keine zu allgemein gehaltenen Sachverhalte ab, da Ihnen die Antworten bei Ihrer Auswertung nicht weiterhelfen werden. Beschreiben Sie immer exakt, was zu tun ist, um die Fragen zu beantworten.

Neben der Formulierung bestimmt auch die inhaltliche Abfolge der Fragen, die sog. Befragungsdramaturgie, den Erfolg Ihrer Patientenanalyse. Beginnen Sie mit einfach zu beantwortenden und interessanten Fragen. Fassen Sie dabei gleiche Untersuchungsaspekte zu Blöcken zusammen. Verlagern Sie sensible und demografische Angaben an das Ende des Fragebogens. Versuchen Sie zudem, die Antworttypen möglichst gleich zu halten oder Blöcke gleicher Antwortkategorien zu bilden, weil dadurch das Ausfüllen für die Patienten einfacher wird.

**Weitere Befragungsaspekte**

**Erwartungs-Zufriedenheits-Vergleich.** Die meisten Befragungen, die in Arztpraxen durchgeführt werden, verwenden eine eindimensionale Skalierung, wie sie oben dargestellt wurde. Sie ist ohne Probleme auf eine Vielzahl von Frageninhalten anwendbar, die Ergebnisse können – je nach Ausgestaltung der Skala – mit verschiedenen statistischen Methoden analysiert werden. Der Nachteil dieser Methode liegt jedoch in der später fehlenden Möglichkeit, konkrete Arbeitsprioritäten für Veränderungen in der Praxisarbeit abzuleiten. Stellen sich z.B. in einer Patientenbefragung die Länge der Wartezeit und die Freundlichkeit der Helferinnen als gleichermaßen negativ heraus, kann nicht analysiert werden, welches Leistungsmerkmal dringlicher verbessert werden soll. Bezieht sich die Negativ-Kritik der Patienten auf mehrere Merkmale, steht das Praxisteam mit

seiner Befragung vor der unlösbaren – und gleichzeitig demotivierenden – Frage, wie der ganze Veränderungsbedarf überhaupt bewältigt werden soll. In der Konsequenz unterbleibt dann häufig die Einleitung wichtiger Maßnahmen.

Eindimensionale Skalierungen können nur generelle Bewertungen ermitteln, denn alle Merkmale mit derselben Beurteilung erscheinen auch als gleich wichtig. Dies stimmt allerdings mit der Realität nicht überein. Aus diesem Grund empfiehlt es sich, nicht nur eindimensional den Zufriedenheitsgrad, sondern parallel auch die Wichtigkeit, die ein Merkmal für die Befragten im Hinblick auf die Beurteilung einer Arztpraxis generell hat, zu ermitteln. Durch die Zusammenführung beider Dimensionen – Zufriedenheit und Wichtigkeit – (vgl. Tab. 2.2) lassen sich die Stärken und Schwächen der Praxisleistung sowie die Prioritäten für Modifikationen ableiten.

Kern-Stärken ergeben sich aus einer Merkmalskonstellation, die hohe Wichtigkeits- und Zufriedenheitswerte verbindet. Sie sollten bewahrt und, falls möglich, weiter ausgebaut werden.

Kern-Schwächen sind gegeben, wenn die Wichtigkeit hoch, die Zufriedenheit aber gering bewertet werden. Sie müssen umgehend beseitigt werden.

Ist die Zufriedenheit gering, die Wichtigkeit aber auch, handelt es sich um sog. Null-Schwächen, die akut das Leistungsbild nicht beeinflussen und allenfalls mittelfristig verändert werden sollten.

**Tab. 2.2:** Beispiel für eine zweidimensionale Fragetechnik

| | Wichtigkeit des Merkmals für Ihre grundsätzliche Auswahlentscheidung einer Arztpraxis | | | | Zufriedenheit mit der Leistung unserer Praxis | | | |
|---|---|---|---|---|---|---|---|---|
| | sehr wichtig | wichtig | un- wichtig | sehr un- wichtig | sehr zu- frieden | zufrieden | unzu- frieden | sehr un- zufrieden |
| Freundlichkeit des Personals | ☐ | ☐ | ☐ | ☐ | ☐ | ☐ | ☐ | ☐ |

Analog ergeben sich Null-Stärken aus Leistungsmerkmalen mit geringer Wichtigkeit und hoher Zufriedenheit. Sie unterstützen den positiven Praxiseindruck, besitzen aber kein wirkliches „Begeisterungspotenzial" für die Patienten. Sie müssen in ihrer Qualität lediglich gesichert werden.

Die Ergebnisse lassen sich anschaulich mithilfe eines sog. Portfolio-Diagramms darstellen (vgl. Abb. 2.4). Die nummerierten Punkte bezeichnen am Beispiel einer konkreten Befragung die von den Patienten beurteilten Leistungsmerkmale, deren Position durch die Werte für die zugemessene Wichtigkeit und Zufriedenheit eindeutig festgelegt wird. Folgende Merkmale wurden untersucht:

Empfang
1   Freundlichkeit
2   Diskretion

Praxis
3   Atmosphäre

4   Ausstattung des Wartezimmers
5   Orientierungsmöglichkeit

Organisation
6   Länge der Wartezeit
7   Schnelle, unproblematische Terminvergabe
8   Telefonische Erreichbarkeit

Betreuung
9   Zuwendung und Anteilnahme des Praxispersonals
10  Zuwendung und Anteilnahme des Arztes
11  Offenheit der Atmosphäre des Arztbesuches
12  Individuelle und diskrete Behandlung

Information
13  Information über den Praxisablauf
14  Aufklärung über die Erkrankung
15  Information über Untersuchungen, Therapien etc.
16  Aufklärung über mögliche Risiken und Komplikationen

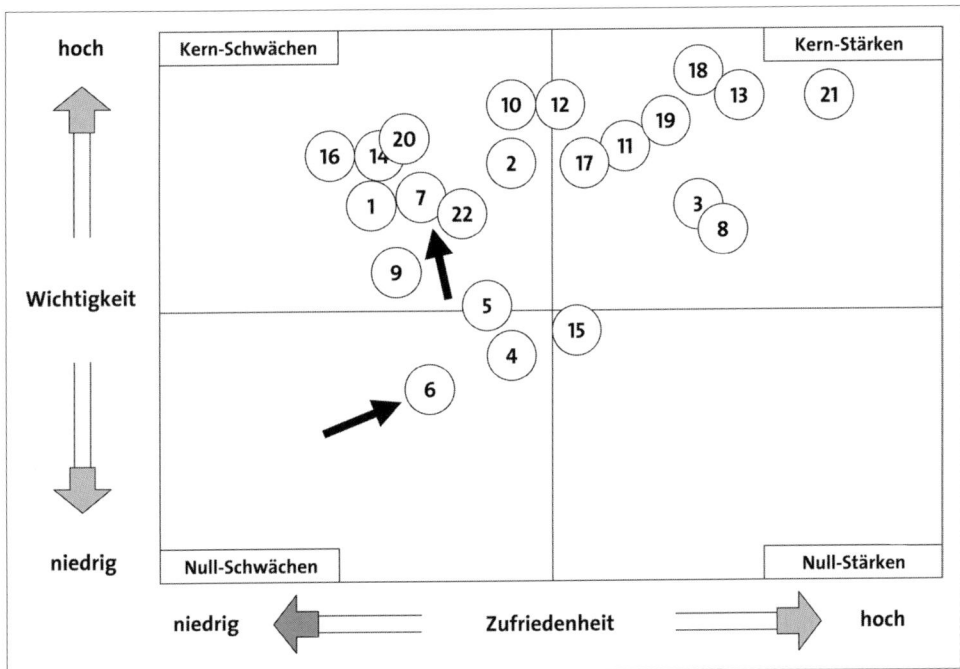

**Abb. 2.4:** Stärken-Schwächen-Portfolio der Ergebnisse einer Patientenbefragung

17 Informationen zum Verhalten im Alltagsleben
18 Information über ggf. einzunehmende Medikamente

Praxisleistung
19 Qualität der Betreuung durch das Personal
20 Qualität der ärztlichen Leistung
21 Länge des Arztkontaktes

Beispielsweise steht Punkt 6 für das Praxisleistungsmerkmal „Länge der Wartezeit" und Punkt 7 für die „schnelle, unproblematische Terminvergabe". Von der Zufriedenheit her werden beide Werte von den Patienten gleich schlecht bewertet (vertikale Achse). Auf der Grundlage allein dieser Information läge der Schluss nahe, dass beide Organisationsparameter gleichwertig negativ sind und verändert werden müssten. Durch die zusätzliche Abfrage der Wichtigkeit ergibt sich jedoch eine eindeutige Prioritätenfolge (horizontale Achse): Merkmal 6 ist eine Null-Schwäche und kann in der Optimierung zurückgestellt werden, Merkmal 7 ist eine Kern-Schwäche und verlangt sofortiges Handeln.

**Eigenbild-Fremdbild- und Strategie-Vergleich.**
Gemeinsames Charakteristikum vieler Praxiskonzepte ist, dass sie zum großen Teil sehr stark aus der Sicht des „Unternehmens Arztpraxis" definiert werden. Folglich werden diese Konzepte bei ihrer Umsetzung durch ein bestimmtes Selbstbild der Praxisinhaber und der Mitarbeiterinnen über die Art, die Kombination und vor allem die Qualität der Praxisleistungen geprägt. Weniger wird dabei der Standpunkt derjenigen berücksichtigt, die unmittelbar über den Erfolg der Praxis entscheiden: die Patienten. Das, was die Praxis leisten soll, wird in der Regel unter Sachaspekten wie Funktionalität, Effizienz oder Kostenstruktur ausgewählt, eingesetzt und gesteuert (Eigenbild). Diese genügen aber zunächst nur den internen Zielkriterien. Patientenzufriedenheitsanalysen ergänzen diese Sichtweise durch eine detaillierte Ermittlung des Fremdbildes der Patienten über die Leistungskomponenten der Praxis. Sie zeigen auf, wie diese Komponenten von den Patienten wahrgenommen und beurteilt werden. Erst die analytische Gesamtsicht beider Komponenten (Selbstbild/Fremdbild) ermöglicht die Realisierung eines adäquaten und vor allem erfolgsorientierten Leistungsangebotes.

Darüber hinaus ist es wichtig, auch die strategischen Vorstellungen des oder der Praxisinhaber in die Analyse einzubeziehen und sowohl mit den Einschätzungen als auch der Wichtigkeits-Zufriedenheits-Realität abzugleichen.

Die Angaben hierzu erheben Sie, indem Sie bzw. bei Mehrarztpraxen auch Ihre ärztlichen Kollegen den Patientenbefragungsbogen einmal unter der Fragestellung ausfüllen, welche strategische Bedeutung Sie und Ihre Kollegen jedem einzelnen Merkmal zur Profilierung Ihrer Praxis beimessen (worauf setzen Sie?), und zum Zweiten eine Einschätzung vornehmen, wie zufrieden aus Ihrer Sicht die Patienten mit den im Bogen aufgeführten Leistungsmerkmalen sind. Die letztgenannte Einschätzung nehmen dann auch Ihre Mitarbeiterinnen vor. Die Gegenüberstellung der Angaben gibt Ihnen Aufschluss über folgende Aspekte:

◢ In welchem Ausmaß entspricht die strategische Bedeutung der untersuchten Leistungsmerkmale der tatsächlichen Patientenzufriedenheit („Habe ich (haben wir) meine (unsere) Ziele erreicht?")?
Bei der Ausgestaltung der Leistungsmerkmale in ihrer Praxis folgen Praxisinhaber unterschiedlichen Prioritäten, um ihre strategischen Praxisziele zu realisieren. Der eine setzt z.B. verstärkt auf eine intensive Patientenaufklärung, der andere mehr auf ein attraktives Ambiente und freundliches Personal. Der Vergleich dieser Ziele mit der Patientenzufriedenheit zeigt, inwieweit die strategischen Ziele einer Praxis konkret umgesetzt sind.

◢ Wie gut harmonieren bei Praxen mit mehreren Ärzten die strategischen Vorstellungen?

In Praxisgemeinschaften und Gemeinschaftspraxen hängt die Qualität der Arbeit ganz entscheidend davon ab, wie sehr die Ärzte in ihren Vorstellungen über die Praxisführung übereinstimmen. Ist die Harmonie der Vorstellungen nur gering, kommt es zu einer zerrissenen Führungsstruktur, die aufgrund unterschiedlicher Zielsetzungen die Mitarbeiterinnen immer wieder in Konflikte und Problemsituation bringt, da keine einheitliche Orientierung vorhanden ist. Mittelfristig kann hieraus sogar eine Gruppenbildung resultieren, wenn die unterschiedlichen Zielsetzungen der Ärzte Ausdruck von Konflikten innerhalb des ärztlichen Teams sind.

◢ Wie deckungsgleich sind aus Arztsicht die definierte strategische Bedeutung der Leistungsmerkmale und die Erwartung der Patienten („Liege ich mit meinen Zielen richtig?")?

Dieser Vergleich dient als Indikator für die Realitätsnähe der Praxisziele. Für den Arzt (die Ärzte) wird erkennbar, ob die Priorität, die z.B. dem Wartekomfort zugemessen wird, auch den Anforderungen der Patienten entspricht.

◢ In welchem Ausmaß werden die Erwartungen der Patienten an die Praxisleistung tatsächlich zur Zufriedenheit erfüllt?

Mithilfe dieser Angaben wird das Ausmaß der tatsächlichen Patientenorientierung gemessen. Zudem können die Prioritäten der Patientenanforderungen sowie des Handlungsbedarfs bestimmt werden.

◢ Wie gut kann Ihr Praxisteam die Anforderungen und Wünsche der Patienten erfassen?

Patientenzufriedenheit entsteht nur, wenn das Eigenbild der Praxismitarbeiter über ihre Leistungsqualität mit dem Fremdbild der Patienten möglichst weitgehend übereinstimmt. Ist dies nicht der Fall, werden Defizite der eigenen Leistung gar nicht erkannt.

◢ Wie gut stimmen die Meinungen und Einstellungen der Mitglieder Ihres Praxisteams untereinander überein?

Die besten Ideen, Planungen und Dienstleistungskonzepte helfen nichts, wenn nicht alle Mitarbeiterinnen „an einem Strang" ziehen und Teamharmonie herrscht. Wie eine repräsentative Untersuchung meines Instituts belegt, sind Unstimmigkeiten unter den Mitarbeiterinnen eine der häufigsten Ursachen für ein unzureichendes Patientenmanagement und Patientenunzufriedenheit.

◢ Wie gut stimmen Ihre Einschätzungen mit denen Ihrer Mitarbeiterinnen überein?

So wie Ihr Team unter sich möglichst weitgehend in seinen Einschätzungen und Vorstellungen korrespondieren sollte, sollten auch Ihre Meinungen mit denen Ihrer Mitarbeiterinnen übereinstimmen. Ansonsten kommt es immer wieder zu Missverständnissen und zu einem „Aneinander-Vorbeireden".

**Benchmarking-Vergleich.** In Praxisgemeinschaften und Gemeinschaftspraxen kann es erwünscht sein, die Patientenzufriedenheit in Bezug auf die einzelnen Ärzte zu bestimmen. Diese Untersuchung nennt man internes Benchmarking. Aus dem Vergleich wird deutlich, welchen Beitrag jeder einzelne Arzt zur Gesamtzufriedenheit der Patienten leistet. Um diesen Vergleich zu ermöglichen, müssen Sie auf dem Fragebogen ein entsprechendes Feld einrichten, in das der behandelnde Arzt – und damit der zu beurteilende – eingetragen wird. Bei der Fragebogenausgabe muss jedoch darauf geachtet werden, dass je Arzt die gleiche Anzahl Fragebögen ausgegeben wird, damit später die Analyseergebnisse auch vergleichbar sind.

Eine andere Variante ist das externe Benchmarking. Das in den vorherigen Abschnitten beschriebene Vorgehen erlaubt eine isolierte Bestimmung der Patientenzufriedenheit. Darüber hinaus ist es aber notwendig, die ermittelte Patientenzufriedenheit im Vergleich zum relevanten Wettbewerbsumfeld zu betrachten. Als Vergleichsgrößen bieten sich einmal die Zufriedenheitswerte an, die in fachgruppengleichen Arztpraxen durchschnittlich erzielt werden. Diesen Vergleichsparameter bezeichnet man als Fachgruppen-Benchmarking. Er ist die Referenzgröße, wenn die Praxisstrategie auf ein Halten der erreichten Positionen ausgerichtet ist. Wird ein Wachstum angestrebt, ist das so genannte Best-Practice-Benchmarking die als Vergleich heranzuziehende Größe. Sie ergibt sich aus den Patientenzufriedenheitswerten, die in überdurchschnittlich erfolgreichen Arztpraxen realisiert werden.

Benchmarking-Vergleiche ermöglichen es, die eigenen strategischen Vorstellungen über die Patientenzufriedenheit und die tatsächlich realisierten Praxiswerte in den Kontext genereller ärztlicher Tätigkeit zu stellen. Gerade in Einzugsgebieten mit einer hohen Wettbewerbsintensität, die man z.B. in Innenstadtlagen findet, ist die Orientierung der Patientenzufriedenheit an Wettbewerbsparametern von besonderer Bedeutung.

### Information der Praxismitarbeiterinnen

„Wir haben Probleme, die Bögen abzugeben, die Patienten wollen sich nicht beteiligen.", „Wir bekommen keine Bögen zurück." Diese und ähnliche Rückmeldungen seitens der Mitarbeiterinnen hören viele Praxisinhaber – und stellen das Projekt ein. Wie Untersuchungen unseres Instituts zeigen, liegt diese Ablehnung in den meisten Fällen aber gar nicht bei den Patienten, sondern an den ausführenden Mitarbeiterinnen, die über die Aktion nur unzureichend informiert waren, eine versteckte Kontrolle vermuten und das Projekt nicht unterstützen. Deshalb ist es unumgänglich, die Mitarbeiterinnen möglichst frühzeitig über die Ziele der Befragung zu informieren und sie am besten schon in die Er-

arbeitung des Fragebogens einzubeziehen, da der beste Bogen nichts bewirkt, wenn er nicht adäquat platziert wird.

### Durchführung eines Pre-Tests

Um in Bezug auf den Fragebogen ganz sicherzugehen, sollten Sie zunächst einen Pre-Test durchführen, um so zu erkennen, ob das Befragungskonzept funktioniert, ob die Fragen und Erklärungen verstanden werden und die Antwortmöglichkeiten eindeutig sind. Danach können die Bögen produziert bzw. vervielfältigt werden. Erstellen Sie zu diesem Zweck eine erste Fragebogenversion, und bitten Sie etwa zehn bis zwanzig Patienten, die Sie und Ihre Mitarbeiterinnen sehr gut kennen, diesen Bogen auszufüllen. Bitten Sie sie anschließend, Ihnen darüber Auskunft zu geben, ob die Befragung aus ihrer Sicht in dieser Form durchgeführt werden kann oder ob es Veränderungswünsche und -vorschläge gibt. Ebenso ist es möglich, dass Sie den Bogen Freunden und Bekannten vorlegen und diese um ihre Meinung bitten. Dieses Vorgehen verzögert den Beginn der Befragung nur wenig, trägt aber entscheidend dazu bei, dass Ihre Analyse möglichst reibungslos abläuft. Darüber hinaus ergeben sich im Rahmen eines solchen Tests auch immer wieder zusätzliche Ideen, die in die Befragung einfließen können.

### Entwicklung eines Platzierungs- und Abwicklungskonzeptes

Gemeinsam mit Ihren Mitarbeiterinnen müssen nun noch folgende Aspekte festgelegt werden:

- ◢ Wie soll die Befragung den Patienten gegenüber dargestellt und erklärt werden?
- ◢ Wie viele Fragebögen sollen ausgegeben werden?
- ◢ Welche Patienten sollen einen Fragebogen erhalten?
- ◢ Wie soll mit „Verweigerern" umgegangen werden?
- ◢ Wie kann ein möglichst großer Rücklauf ausgefüllter Bögen sichergestellt werden?

Eine „einheitliche Sprache und Ansprache" ist für den Erfolg Ihrer Befragungsaktion unerlässlich. Auch für Patientenbefragungen gibt es so etwas wie eine Corporate Identity, das heißt eine Gleichheit und Stimmigkeit im Auftritt. Auch mit einer Patientenzufriedenheitsbefragung schaffen Sie ein Image für Ihre Praxis, aber nur dann, wenn sie aus einem Guss ist. Zudem beeinflussen unterschiedliche Erklärungen die Bereitschaft der Patienten, an einer Befragungsaktion teilzunehmen. Wie die Praxis zeigt, neigen Mitarbeiterinnen besonders in Zeiten, wenn es sehr hektisch ist, dazu, Befragungsbögen nur kurz und knapp zu erklären, um so Zeit zu sparen. Damit werden sie aber dem Anspruch einer solchen Befragung nicht gerecht, zudem steigt die Anzahl der Verweigerer proportional mit der Knappheit der Erklärungen.

Besprechen Sie deshalb mit Ihrem Team, dass für die Zeit der Befragung die Erläuterung der Fragebögen erste Priorität hat, und entwerfen Sie mit ihnen zusammen eine Erklärung, die bei der Übergabe abgegeben wird. Noch besser ist es natürlich, wenn Sie als Praxisinhaber zum Ende jedes Patientengesprächs den Bogen persönlich übergeben. Auf diese Weise erhält die Befragung ein noch größeres Gewicht, und die Rücklaufquote kann bis auf nahezu 100% gesteigert werden. Die Erläuterung sollte dabei im Wesentlichen mit dem Einleitungstext des Fragebogens übereinstimmen und diesen in einigen wenigen Punkten ergänzen, versehen mit dem Appell, dass gerade die Meinung des Patienten, dem man den Bogen übergibt, besonders wichtig ist. Die Hinweise bestehen (a) im Verweis auf die Wichtigkeit der Befragung für die Praxis, die sich hierdurch noch besser auf die Anforderungen der Patienten einstellen möchten, und (b) – als Bitte formuliert – in der Unterstreichung der Bedeutung jeder Meinung, denn nur so könne man einen möglichst vollständigen Einblick in die Wünsche der Patienten erhalten. Hin-

zu kommt der obligatorische Hinweis auf die Freiwilligkeit der Teilnahme.

Ein weiterer Aspekt der Absprache mit Ihren Mitarbeiterinnen ist die Anzahl der auszugebenden Fragebögen. Eine nach statistischen Anforderungen optimierte Patientenbefragung können Sie in Ihrer Praxis nicht realisieren, da der Aufwand hierfür einfach zu groß wäre. Eine repräsentative Auswahl an Patientenmeinungen im Sinne einer statistischen Zufallsstichprobe erhalten Sie aber, indem die Ausgabe der Bögen über die Dauer mehrerer Wochen verteilt wird und an den einzelnen Tagen nach einem festen Schema erfolgt (z.B. indem jeder Patient, der zur vollen, zur halben oder zur viertel Stunde kommt, einen Bogen erhält). Repräsentativ ist Ihre Auswahl, wenn aus dem Ergebnis der Teilerhebung möglichst exakt auf die Situation der infrage kommenden Zielgruppe(n) geschlossen werden kann, Sie also ein verkleinertes wirklichkeitsnahes Abbild der Zielgruppe(n) erhalten. Nach meinen Erfahrungen liegt die Anzahl ausgefüllter Fragebögen, die dieses Kriterium erfüllen, im Durchschnitt bei 100 bis 200 Fragebögen, bezogen auf Einzelpraxen. Dieser Wert hat sich aus der Praxis von Patientenbefragungen in Arztpraxen ergeben („pragmatische Stichprobe"). Erhöht man nämlich den Stichprobenumfang über das genannte Intervall hinaus, steigt lediglich der Auswertungsaufwand, aber die Ergebnisse verändern sich kaum.

Ein gerade von Mitarbeiterinnen immer wieder angeführtes Problem ist der Umgang mit Verweigerern. Hierfür gilt eine einfache Regel: Niemand wird zur Teilnahme gezwungen. Es existiert eine Vielzahl von Gründen, warum Patienten nicht an einer Zufriedenheitsbefragung teilnehmen möchten, deren Erforschung aber für ihre Aktion vollkommen unwichtig ist. Patienten, die ihren Bogen nicht ausfüllen wollen, müssen das auch nicht. Wichtig: Geben Sie den Verweigerern auf keinen Fall das Gefühl, etwas Falsches gesagt zu haben. Vor allem die Mitarbeiterinnen sollten nach einer Ablehnung unmittelbar und freundlich wie immer zur medizinischen Betreuung übergehen, denn jedes andere Verhalten kann im Extremfall dazu führen, dass Sie einen Patienten verlieren.

Achten Sie darüber hinaus darauf, Ihre Befragung auch nicht in „unrepräsentativen" Zeiträumen durchzuführen, z.B. während Ferienzeiten.

Gegenstand der Diskussion ist in diesem Zusammenhang immer wieder die Sicherung des Rücklaufes der ausgefüllten Fragebögen. Hier konkurrieren verschiedene Verfahren miteinander: Aufstellen einer Sammelbox an einem zentralen Ort, Einsammlung durch das Personal oder Übergabe des Bogens mit einem vorfrankierten Rückumschlag, damit die Patienten den Bogen zu Hause ausfüllen können.

Mein Institut hat alle drei Wege getestet: Wirklich effizient ist lediglich das Aufstellen einer Sammelbox. Die können Sie sich sehr leicht selbst bauen, indem Sie einen neutralen Karton mit einem Einwurfschlitz und der Aufschrift „Patientenbefragung" versehen.

## Umsetzung der Patientenzufriedenheitsbefragung

So aufwendig die bislang geschilderten Aspekte erscheinen mögen, so einfach und reibungslos laufen Patientenbefragungen in Arztpraxen ab, wenn sie in den wesentlichen Punkten geplant sind. Zwar werden Ihre Mitarbeiterinnen vielleicht zu Beginn der Aktion über den zusätzlichen Arbeitsaufwand klagen, auf der anderen Seite ist dieser zeitlich eng eingegrenzt und wird höchstwahrscheinlich dazu beitragen, dass die im Zuge der Patientenanalyse ermittelten Verbesserungsvorschläge die weitere Arbeit spürbar erleichtern werden. Sicherlich ist es, wenn eine solche Untersuchung zum ersten Mal durchgeführt wird, mit einiger Überwindung verbunden, auf Patienten mit der Frage nach deren Zufriedenheit zuzugehen. Aber dieses Gefühl des Sich-überwinden-Müssens legt sich erfah-

rungsgemäß relativ schnell, da die meisten Patienten einer solchen Aktion gegenüber sehr aufgeschlossen sind und es begrüßen, nach ihrer Meinung gefragt zu werden.

## Auswertung

Die Auswertung richtet sich nach den von Ihnen gestellten Fragen und den zugehörigen Antwortkategorien. Hierfür können an dieser Stelle aufgrund der Vielfältigkeit der Möglichkeiten keine generellen Hinweise gegeben werden. Im Abschnitt „Musterbefragung" finden Sie ein Muster, wie eine solche Auswertung auf der Grundlage eines speziellen Fragebogens aussehen kann.

Sind die Angaben der Fragebögen erhoben und ausgewertet, können die daraus resultierenden Maßnahmen eingeleitet werden. Ehe jedoch konkrete Schritte unternommen werden, sollten zunächst die Mitarbeiterinnen über die Auswertungsinhalte informiert und mit ihnen das weitere Vorgehen besprochen werden.

Darüber hinaus findet es immer wieder großen Anklang bei den Patienten, wenn ihnen die zentralen Ergebnisse einer Befragung auch bekannt gegeben werden. Das kann z.B. in Form eines Aushangs am Schwarzen Brett im Wartezimmer erfolgen. Zu beachten ist hierbei, dass eine gute Mischung aus positiven und negativen Ergebnissen aufgeführt wird, um den Eindruck einer „Jubel-Befragung" gar nicht erst aufkommen zu lassen.

Unumgänglich ist es natürlich, dass Sie gegen die identifizierten Kern-Schwächen Ihrer Praxis auch konkret etwas tun. Werden häufig geäußerte Verbesserungsvorschläge und Negativkritik ignoriert, ist die Bereitschaft von Patienten, an Folgebefragungen teilzunehmen, relativ gering und der Effekt Ihrer Befragungen als Marketinginstrument nur sehr gering. Insgesamt müssen Sie einkalkulieren, dass sich bei den zentralen Veränderungswünschen Ihrer Patienten auch konkret etwas im Praxisalltag tut.

**Wiederholung von Befragungen**

Das Instrument „Befragung" kann aber nicht nur einmalig, auf einen bestimmten Zeitraum bezogen, wesentliche Analyseergebnisse für die Arbeit der Praxis liefern, sondern auch als sog. Audit für das kontinuierliche Qualitätsmonitoring verwendet werden. Der Begriff Audit bezeichnet eine regelmäßig durchgeführte Analyse, die es nicht nur ermöglicht, die Bewertung von Leistungsmerkmalen im Zeitablauf zu beobachten, sondern auch messen kann, welchen Erfolg eingeleitete Maßnahmen haben. Ergibt sich beispielsweise in einer Initialbefragung die Kern-Schwäche, dass Patienten zu wenig Informationen über die bei ihnen diagnosti-

zierte Erkrankung erhalten, und wird, hierauf basierend, die Patienteninformation intensiviert, kann in einer Folgebefragung überprüft werden, wie diese Maßnahme die Zufriedenheit der Patienten beeinflusst.

**Musterbefragung**

Die folgende Musterbefragung zeigt Ihnen beispielhaft, wie Sie eine Patientenzufriedenheitsbefragung vom Fragebogen her anlegen und auswerten können. Hierfür habe ich folgende Unterlagen für Sie vorbereitet:

◢ einen Patientenbefragungsbogen (vgl. Arbeitsblatt 4 ⊘)
◢ einen Arzt-Strategie- und Einschätzbogen (vgl. Arbeitsblatt 5 ⊘)

---

### Wie zufrieden sind Sie mit unserer Praxis?
### Fragebogen für Patienten

Sehr geehrte Patientin, sehr geehrter Patient,
das Anliegen unserer Praxis und aller Mitarbeiter ist, Sie so umfassend und so gut wie möglich zu betreuen. Aus diesem Grund interessiert uns natürlich, wie Sie unsere Arbeit beurteilen. Deshalb bitten wir Sie, den folgenden Fragebogen auszufüllen. Er ist anonym gehalten und lässt keine Rückschlüsse auf Ihre Person zu. Bitte beantworten Sie alle Fragen entweder durch Ankreuzen der aus Ihrer Sicht am ehesten zutreffenden Alternative oder durch eine kurze, stichwortartige Schilderung.
Vielen Dank für Ihre Unterstützung.

Alter: _____ Jahre

Geschlecht: ☐ Weiblich ☐ Männlich

Versichertenstatus: ☐ Kassenpatient ☐ Privatpatient

Was hat Ihnen während Ihres Aufenthaltes in unserer Praxis am besten gefallen?
_____
_____
_____

Was hat Sie am meisten gestört oder worüber haben Sie sich geärgert?
_____
_____
_____

Was sollte in unserer Praxis auf jeden Fall verbessert und/oder verändert werden?
_____
_____
_____

Wenn Sie unsere Praxis mit einer Schulnote beurteilen, welche Note würden Sie vergeben?
☐ 1 = sehr gut ☐ 2 = gut ☐ 3 = befriedigend
☐ 4 = ausreichend ☐ 5 = mangelhaft ☐ 6 = ungenügend

Arbeitsblatt 4 ⊘: Patientenfragebogen

Bitte geben Sie für die folgenden Merkmale in der Rubrik 1 „Wichtigkeit für Ihre Bewertung von Arztpraxen generell" an, wie groß deren jeweilige Bedeutung für Sie generell bei der Bewertung von Arztpraxen ist, und vermerken Sie immer zusätzlich in der Rubrik 2 „Zufriedenheit mit der Leistung unserer Praxis", wie Sie das entsprechende Merkmal in unserer Praxis bewerten:

| | Rubrik 1 Wichtigkeit für Ihre Bewertung von Arztpraxen generell | | | | Rubrik 2 Zufriedenheit mit der Leistung unserer Praxis | | | |
|---|---|---|---|---|---|---|---|---|
| | sehr wichtig | wichtig | un-wichtig | sehr un-wichtig | sehr zufrie-den | zufrie-den | unzu-frieden | sehr unzu-frieden |
| **Empfang** | | | | | | | | |
| Freundlichkeit | ☐ | ☐ | ☐ | ☐ | ☐ | ☐ | ☐ | ☐ |
| Umfassende Auskunft | ☐ | ☐ | ☐ | ☐ | ☐ | ☐ | ☐ | ☐ |
| **Praxis** | | | | | | | | |
| Atmosphäre | ☐ | ☐ | ☐ | ☐ | ☐ | ☐ | ☐ | ☐ |
| Ausstattung des Wartezimmers | ☐ | ☐ | ☐ | ☐ | ☐ | ☐ | ☐ | ☐ |
| Orientierungsmöglichkeit | ☐ | ☐ | ☐ | ☐ | ☐ | ☐ | ☐ | ☐ |
| **Organisation** | | | | | | | | |
| Wartezeit | ☐ | ☐ | ☐ | ☐ | ☐ | ☐ | ☐ | ☐ |
| Schnelle, unproblematische Terminvergabe | ☐ | ☐ | ☐ | ☐ | ☐ | ☐ | ☐ | ☐ |
| Telefonische Erreichbarkeit | ☐ | ☐ | ☐ | ☐ | ☐ | ☐ | ☐ | ☐ |
| **Betreuung** | | | | | | | | |
| Zuwendung und Anteilnahme des Praxispersonals | ☐ | ☐ | ☐ | ☐ | ☐ | ☐ | ☐ | ☐ |
| Zuwendung und Anteilnahme des Arztes | ☐ | ☐ | ☐ | ☐ | ☐ | ☐ | ☐ | ☐ |
| Offenheit der Atmosphäre des Arztbesuches | ☐ | ☐ | ☐ | ☐ | ☐ | ☐ | ☐ | ☐ |
| Individuelle und diskrete Behandlung | ☐ | ☐ | ☐ | ☐ | ☐ | ☐ | ☐ | ☐ |
| **Information** | | | | | | | | |
| Information über den Praxisablauf | ☐ | ☐ | ☐ | ☐ | ☐ | ☐ | ☐ | ☐ |
| Aufklärung über die Erkrankung | ☐ | ☐ | ☐ | ☐ | ☐ | ☐ | ☐ | ☐ |
| Informationen zu Untersuchungen, Therapien etc. | ☐ | ☐ | ☐ | ☐ | ☐ | ☐ | ☐ | ☐ |
| Aufklärung über mögliche Risiken und Komplikationen | ☐ | ☐ | ☐ | ☐ | ☐ | ☐ | ☐ | ☐ |
| Informationen zum Verhalten im Alltagsleben | ☐ | ☐ | ☐ | ☐ | ☐ | ☐ | ☐ | ☐ |
| Information über ggf. einzunehmende Medikamente | ☐ | ☐ | ☐ | ☐ | ☐ | ☐ | ☐ | ☐ |
| **Praxisleistung** | | | | | | | | |
| Qualität der Betreuung durch das Personal | ☐ | ☐ | ☐ | ☐ | ☐ | ☐ | ☐ | ☐ |
| Qualität der ärztlichen Leistung | ☐ | ☐ | ☐ | ☐ | ☐ | ☐ | ☐ | ☐ |
| Länge des Arztkontaktes | ☐ | ☐ | ☐ | ☐ | ☐ | ☐ | ☐ | ☐ |

Fortsetzung Arbeitsblatt 4 ⊘: Patientenfragebogen

Bitte kreuzen Sie für die folgenden Praxis-Leistungsmerkmale in Rubrik 1 an, welche strategische Bedeutung Sie jedem einzelnen Merkmal zur Profilierung Ihrer Praxis beimessen (worauf setzen Sie?), und nehmen Sie in Rubrik 2 eine Einschätzung vor, wie zufrieden aus Ihrer Sicht die Patienten mit dem jeweiligen Faktor sind.

| | Rubrik 1 Strategische Bedeutung für das Praxisprofil | | | | Rubrik 2 Einschätzung der Patientenzufriedenheit mit der Leistung unserer Praxis | | | |
|---|---|---|---|---|---|---|---|---|
| | sehr wichtig | wichtig | unwichtig | sehr unwichtig | sehr zufrieden | zufrieden | unzufrieden | sehr unzufrieden |
| **Empfang** | | | | | | | | |
| Freundlichkeit | ☐ | ☐ | ☐ | ☐ | ☐ | ☐ | ☐ | ☐ |
| Umfassende Auskunft | ☐ | ☐ | ☐ | ☐ | ☐ | ☐ | ☐ | ☐ |
| **Praxis** | | | | | | | | |
| Atmosphäre | ☐ | ☐ | ☐ | ☐ | ☐ | ☐ | ☐ | ☐ |
| Ausstattung des Wartezimmers | ☐ | ☐ | ☐ | ☐ | ☐ | ☐ | ☐ | ☐ |
| Orientierungsmöglichkeit | ☐ | ☐ | ☐ | ☐ | ☐ | ☐ | ☐ | ☐ |
| **Organisation** | | | | | | | | |
| Wartezeit | ☐ | ☐ | ☐ | ☐ | ☐ | ☐ | ☐ | ☐ |
| Schnelle, unproblematische Terminvergabe | ☐ | ☐ | ☐ | ☐ | ☐ | ☐ | ☐ | ☐ |
| Telefonische Erreichbarkeit | ☐ | ☐ | ☐ | ☐ | ☐ | ☐ | ☐ | ☐ |
| **Betreuung** | | | | | | | | |
| Zuwendung und Anteilnahme des Praxispersonals | ☐ | ☐ | ☐ | ☐ | ☐ | ☐ | ☐ | ☐ |
| Zuwendung und Anteilnahme des Arztes | ☐ | ☐ | ☐ | ☐ | ☐ | ☐ | ☐ | ☐ |
| Offenheit der Atmosphäre des Arztbesuches | ☐ | ☐ | ☐ | ☐ | ☐ | ☐ | ☐ | ☐ |
| Individuelle und diskrete Behandlung | ☐ | ☐ | ☐ | ☐ | ☐ | ☐ | ☐ | ☐ |
| **Information** | | | | | | | | |
| Information über den Praxisablauf | ☐ | ☐ | ☐ | ☐ | ☐ | ☐ | ☐ | ☐ |
| Aufklärung über die Erkrankung | ☐ | ☐ | ☐ | ☐ | ☐ | ☐ | ☐ | ☐ |
| Informationen zu Untersuchungen, Therapien etc. | ☐ | ☐ | ☐ | ☐ | ☐ | ☐ | ☐ | ☐ |
| Aufklärung über mögliche Risiken und Komplikationen | ☐ | ☐ | ☐ | ☐ | ☐ | ☐ | ☐ | ☐ |
| Informationen zum Verhalten im Alltagsleben | ☐ | ☐ | ☐ | ☐ | ☐ | ☐ | ☐ | ☐ |
| Information über ggf. einzunehmende Medikamente | ☐ | ☐ | ☐ | ☐ | ☐ | ☐ | ☐ | ☐ |
| **Praxisleistung** | | | | | | | | |
| Qualität der Betreuung durch das Personal | ☐ | ☐ | ☐ | ☐ | ☐ | ☐ | ☐ | ☐ |
| Qualität der ärztlichen Leistung | ☐ | ☐ | ☐ | ☐ | ☐ | ☐ | ☐ | ☐ |
| Länge des Arztkontaktes | ☐ | ☐ | ☐ | ☐ | ☐ | ☐ | ☐ | ☐ |

Arbeitsblatt 5 ⊘: Arzt-Strategie- und Einschätzbogen

Bitte geben Sie für die folgenden Leistungsmerkmale von Arztpraxen an, wie zufrieden aus Ihrer Sicht die Patienten mit dem jeweiligen Merkmal Ihrer Praxis sind.

| | Einschätzung der Patientenzufriedenheit | | | |
|---|---|---|---|---|
| | sehr zufrieden | zufrieden | unzu-frieden | sehr unzu-frieden |
| **Empfang** | | | | |
| Freundlichkeit | ☐ | ☐ | ☐ | ☐ |
| Diskretion | ☐ | ☐ | ☐ | ☐ |
| **Praxiswirkung** | | | | |
| Allgemeine Atmosphäre | ☐ | ☐ | ☐ | ☐ |
| Ausstattung des Wartezimmers | ☐ | ☐ | ☐ | ☐ |
| Anmutung der Praxisräume | ☐ | ☐ | ☐ | ☐ |
| **Organisation** | | | | |
| Wartezeit | ☐ | ☐ | ☐ | ☐ |
| Schnelle, unproblematische Terminvergabe | ☐ | ☐ | ☐ | ☐ |
| Telefonische Erreichbarkeit | ☐ | ☐ | ☐ | ☐ |
| **Betreuung** | | | | |
| Zuwendung und Anteilnahme des Praxispersonals | ☐ | ☐ | ☐ | ☐ |
| Zuwendung und Anteilnahme des Arztes | ☐ | ☐ | ☐ | ☐ |
| Offenheit der Atmosphäre des Arztbesuches | ☐ | ☐ | ☐ | ☐ |
| Individuelle und diskrete Behandlung | ☐ | ☐ | ☐ | ☐ |
| **Information** | | | | |
| Information über den Praxisablauf | ☐ | ☐ | ☐ | ☐ |
| Aufklärung über die Erkrankung | ☐ | ☐ | ☐ | ☐ |
| Information über Untersuchungen, Therapien etc. | ☐ | ☐ | ☐ | ☐ |
| Aufklärung über mögliche Risiken und Komplikationen | ☐ | ☐ | ☐ | ☐ |
| Informationen zum Verhalten im Alltagsleben | ☐ | ☐ | ☐ | ☐ |
| Information über ggf. einzunehmende Medikamente | ☐ | ☐ | ☐ | ☐ |
| **Praxisleistung** | | | | |
| Qualität der Betreuung durch das Personal | ☐ | ☐ | ☐ | ☐ |
| Qualität der ärztlichen Leistung | ☐ | ☐ | ☐ | ☐ |
| Länge des Arztkontaktes | ☐ | ☐ | ☐ | ☐ |

Arbeitsblatt 6 ⊘: Mitarbeiterinnen-Einschätzbogen

◢ einen Mitarbeiterinnen-Einschätzbogen (vgl. Arbeitsblatt 6 ⊘)

Mithilfe dieser Materialien können Sie eine vollständige Patientenbefragungsaktion durchführen. Gehen Sie dabei wie folgt vor:

◢ Führen Sie Ihre Befragung mithilfe des Patientenbogens durch.

◢ Füllen Sie den Arzt-Strategie- und Einschätzbogen aus.

◢ Bitten Sie Ihre Mitarbeiterinnen, ihre Einschätzungen ebenfalls auf dem dafür vorbereiteten Bogen zu dokumentieren.

Für die Auswertung müssen Sie nun in allen Fragebögen die angekreuzten Angaben in Zahlenwerte umwandeln, um die Angaben berechnen und miteinander vergleichen zu können. In Tabelle 2.3 finden Sie das hierfür benötigte Zuordnungsschema.

Beginnen Sie am besten mit der Auswertung der Patientenfragebögen, die durch Auszählen der angekreuzten Positionen erfolgt. Erfassen Sie die Häufigkeit der Nennungen in Strichlistenform mithilfe von Arbeitsblatt 7 ⊘. Tabelle 2.4 zeigt Ihnen ein Auswertungsbeispiel. Fahren Sie danach mit der Auszählung der Zufriedenheitswerte fort (Arbeitsblatt 8 ⊘), gefolgt von den Mitarbeiterschätzungen (Arbeitsblatt 9 ⊘). Sind Sie mehrere Ärzte in Ihrer Praxis, stehen Ihnen die Arbeitsblätter 10 ⊘ und 11 ⊘ zur Verfügung, um Ihre gemeinsame strategische Linie sowie Ihre Einschätzungen zu erfassen.

**Tab. 2.3:** Zuordnungsschema

| Beurteilungskategorie | Punktwert |
|---|---|
| Sehr zufrieden/Sehr wichtig | +2 |
| Zufrieden/Wichtig | +1 |
| Unzufrieden/Unwichtig | –1 |
| Sehr unzufrieden/Sehr unwichtig | –2 |

Nun besteht eine Vielzahl von Möglichkeiten, die Ergebnisse in einer vergleichenden Gesamtübersicht darzustellen. Hierzu einige Beispiele:

◢ Zum einen können Sie die ermittelten Werte in Form einer Tabelle zusammenfassen (vgl. Arbeitsblatt 12 ⊘) und einander gegenüberstellen.

◢ Verwenden Sie für die verschiedenen Datenbereiche (Patienten, Mitarbeiter, Strategie) verschiedenfarbige Stifte, und kennzeichnen Sie die ermittelten Werte mithilfe von Punkten (vgl. Arbeitsblatt 13 ⊘). Sie erhalten dann ein grafisches Profil Ihrer Ergebnisse.

◢ Bilden Sie je untersuchtem Merkmal ein Wertepaar aus der ermittelten Wichtigkeit und Zufriedenheit. Markieren Sie die Position jedes Paares durch einen Kreis in Arbeitsblatt 14 ⊘. Kennzeichnen Sie die einzelnen Kreise mit der in der Tabellenlegende aufgeführten Nummer, sodass die einzelnen Leistungsmerkmale später identifizierbar sind.

◢ Bilden Sie – wie im vorherigen Punkt – Wertepaare, diesmal aus den Merkmals-

**Tab. 2.4:** Beispielauswertung

| Merkmal | Sehr wichtig | | Wichtig | | Unwichtig | | Sehr unwichtig | | Ergebnis |
|---|---|---|---|---|---|---|---|---|---|
| | (1) Anzahl | (2) Anzahl x 2 | (3) Anzahl | (4) Anzahl x 1 | (5) Anzahl | (6) Anzahl x (–1) | (7) Anzahl | (8) Anzahl x (–2) | $\frac{(2) + (4) + (6) + (8)}{(1) + (3) + (5) + (7)}$ |
| Information über den Praxisablauf | IIIIIIIIIIIIIII IIIIIIIIIIIIIII IIIIIIIIIIIII 43 | 86 | IIIIIIIIIII IIIIIIIIIII 22 | 22 | IIIIIIIIIII IIIIII 16 | –16 | IIIIIIIII 9 | –18 | $\frac{86 + 22 + (–16) + (–18)}{43 + 22 + 16 + 9}$ |

| Merkmal | Sehr wichtig | | Wichtig | | Unwichtig | | Sehr unwichtig | | Ergebnis |
|---|---|---|---|---|---|---|---|---|---|
| | (1) Anzahl | (2) Anzahl x 2 | (3) Anzahl | (4) Anzahl x 1 | (5) Anzahl | (6) Anzahl x (− 1) | (7) Anzahl | (8) Anzahl x (− 2) | $\frac{(2)+(4)+(6)+(8)}{(1)+(3)+(5)+(7)}$ |
| Freundlichkeit | | | | | | | | | |
| Umfassende Auskunft | | | | | | | | | |
| Atmosphäre | | | | | | | | | |
| Ausstattung des Wartezimmers | | | | | | | | | |
| Orientierungsmöglichkeit | | | | | | | | | |
| Wartezeit | | | | | | | | | |
| Schnelle, unproblematische Terminvergabe | | | | | | | | | |
| Telefonische Erreichbarkeit | | | | | | | | | |
| Zuwendung und Anteilnahme des Praxispersonals | | | | | | | | | |
| Zuwendung und Anteilnahme des Arztes | | | | | | | | | |
| Offenheit der Atmosphäre des Arztbesuches | | | | | | | | | |
| Individuelle und diskrete Behandlung | | | | | | | | | |
| Information über den Praxisablauf | | | | | | | | | |
| Aufklärung über die Erkrankung | | | | | | | | | |
| Information zu Untersuchungen, Therapien etc. | | | | | | | | | |
| Aufklärung über mögliche Risiken und Komplikationen | | | | | | | | | |
| Informationen zum Verhalten im Alltagsleben | | | | | | | | | |
| Information über ggf. einzunehmende Medikamente | | | | | | | | | |
| Qualität der Betreuung durch das Personal | | | | | | | | | |
| Qualität der ärztlichen Leistung | | | | | | | | | |
| Länge des Arztkontaktes | | | | | | | | | |

Arbeitsblatt 7 ⊘: Erfassungs- und Berechnungstabelle für die Merkmalswichtigkeit

| Merkmal | Sehr wichtig | | Wichtig | | Unwichtig | | Sehr unwichtig | | Ergebnis |
|---|---|---|---|---|---|---|---|---|---|
| | (1) Anzahl | (2) Anzahl x 2 | (3) Anzahl | (4) Anzahl x 1 | (5) Anzahl | (6) Anzahl x (– 1) | (7) Anzahl | (8) Anzahl x (– 2) | (2) + (4) + (6) + (8) / (1) + (3) + (5) + (7) |
| Freundlichkeit | | | | | | | | | |
| Umfassende Auskunft | | | | | | | | | |
| Atmosphäre | | | | | | | | | |
| Ausstattung des Wartezimmers | | | | | | | | | |
| Orientierungsmöglichkeit | | | | | | | | | |
| Wartezeit | | | | | | | | | |
| Schnelle, unproblematische Terminvergabe | | | | | | | | | |
| Telefonische Erreichbarkeit | | | | | | | | | |
| Zuwendung und Anteilnahme des Praxispersonals | | | | | | | | | |
| Zuwendung und Anteilnahme des Arztes | | | | | | | | | |
| Offenheit der Atmosphäre des Arztbesuches | | | | | | | | | |
| Individuelle und diskrete Behandlung | | | | | | | | | |
| Information über den Praxis- ablauf | | | | | | | | | |
| Aufklärung über die Erkrankung | | | | | | | | | |
| Information zu Untersuchun- gen, Therapien etc. | | | | | | | | | |
| Aufklärung über mögliche Risiken und Komplikationen | | | | | | | | | |
| Informationen zum Verhalten im Alltagsleben | | | | | | | | | |
| Information über ggf. einzu- nehmende Medikamente | | | | | | | | | |
| Qualität der Betreuung durch das Personal | | | | | | | | | |
| Qualität der ärztlichen Leistung | | | | | | | | | |
| Länge des Arztkontaktes | | | | | | | | | |

Arbeitsblatt 8 ⊘: Erfassungs- und Berechnungstabelle für die Patientenzufriedenheit

| Merkmal | Sehr wichtig | | Wichtig | | Unwichtig | | Sehr unwichtig | | Ergebnis |
|---|---|---|---|---|---|---|---|---|---|
| | (1) Anzahl | (2) Anzahl x 2 | (3) Anzahl | (4) Anzahl x 1 | (5) Anzahl | (6) Anzahl x (−1) | (7) Anzahl | (8) Anzahl x (−2) | $\frac{(2)+(4)+(6)+(8)}{(1)+(3)+(5)+(7)}$ |
| Freundlichkeit | | | | | | | | | |
| Umfassende Auskunft | | | | | | | | | |
| Atmosphäre | | | | | | | | | |
| Ausstattung des Wartezimmers | | | | | | | | | |
| Orientierungsmöglichkeit | | | | | | | | | |
| Wartezeit | | | | | | | | | |
| Schnelle, unproblematische Terminvergabe | | | | | | | | | |
| Telefonische Erreichbarkeit | | | | | | | | | |
| Zuwendung und Anteilnahme des Praxispersonals | | | | | | | | | |
| Zuwendung und Anteilnahme des Arztes | | | | | | | | | |
| Offenheit der Atmosphäre des Arztbesuches | | | | | | | | | |
| Individuelle und diskrete Behandlung | | | | | | | | | |
| Information über den Praxisablauf | | | | | | | | | |
| Aufklärung über die Erkrankung | | | | | | | | | |
| Information zu Untersuchungen, Therapien etc. | | | | | | | | | |
| Aufklärung über mögliche Risiken und Komplikationen | | | | | | | | | |
| Informationen zum Verhalten im Alltagsleben | | | | | | | | | |
| Information über ggf. einzunehmende Medikamente | | | | | | | | | |
| Qualität der Betreuung durch das Personal | | | | | | | | | |
| Qualität der ärztlichen Leistung | | | | | | | | | |
| Länge des Arztkontaktes | | | | | | | | | |

Arbeitsblatt 9 ⊘: Erfassungs- und Berechnungstabelle für die Mitarbeitereinschätzungen

| Merkmal | Sehr wichtig | | Wichtig | | Unwichtig | | Sehr unwichtig | | Ergebnis |
|---|---|---|---|---|---|---|---|---|---|
| | (1) Anzahl | (2) Anzahl x 2 | (3) Anzahl | (4) Anzahl x 1 | (5) Anzahl | (6) Anzahl x (– 1) | (7) Anzahl | (8) Anzahl x (– 2) | $\frac{(2) + (4) + (6) + (8)}{(1) + (3) + (5) + (7)}$ |
| Freundlichkeit | | | | | | | | | |
| Umfassende Auskunft | | | | | | | | | |
| Atmosphäre | | | | | | | | | |
| Ausstattung des Wartezimmers | | | | | | | | | |
| Orientierungsmöglichkeit | | | | | | | | | |
| Wartezeit | | | | | | | | | |
| Schnelle, unproblematische Terminvergabe | | | | | | | | | |
| Telefonische Erreichbarkeit | | | | | | | | | |
| Zuwendung und Anteilnahme des Praxispersonals | | | | | | | | | |
| Zuwendung und Anteilnahme des Arztes | | | | | | | | | |
| Offenheit der Atmosphäre des Arztbesuches | | | | | | | | | |
| Individuelle und diskrete Behandlung | | | | | | | | | |
| Information über den Praxisablauf | | | | | | | | | |
| Aufklärung über die Erkrankung | | | | | | | | | |
| Information zu Untersuchungen, Therapien etc. | | | | | | | | | |
| Aufklärung über mögliche Risiken und Komplikationen | | | | | | | | | |
| Informationen zum Verhalten im Alltagsleben | | | | | | | | | |
| Information über ggf. einzunehmende Medikamente | | | | | | | | | |
| Qualität der Betreuung durch das Personal | | | | | | | | | |
| Qualität der ärztlichen Leistung | | | | | | | | | |
| Länge des Arztkontaktes | | | | | | | | | |

Arbeitsblatt 10 ⊘: Erfassungs- und Berechnungstabelle für die strategische Bedeutung

| Merkmal | Sehr wichtig | | Wichtig | | Unwichtig | | Sehr unwichtig | | Ergebnis |
|---|---|---|---|---|---|---|---|---|---|
| | (1) Anzahl | (2) Anzahl x 2 | (3) Anzahl | (4) Anzahl x 1 | (5) Anzahl | (6) Anzahl x (– 1) | (7) Anzahl | (8) Anzahl x (– 2) | $\frac{(2)+(4)+(6)+(8)}{(1)+(3)+(5)+(7)}$ |
| Freundlichkeit | | | | | | | | | |
| Umfassende Auskunft | | | | | | | | | |
| Atmosphäre | | | | | | | | | |
| Ausstattung des Wartezimmers | | | | | | | | | |
| Orientierungsmöglichkeit | | | | | | | | | |
| Wartezeit | | | | | | | | | |
| Schnelle, unproblematische Terminvergabe | | | | | | | | | |
| Telefonische Erreichbarkeit | | | | | | | | | |
| Zuwendung und Anteilnahme des Praxispersonals | | | | | | | | | |
| Zuwendung und Anteilnahme des Arztes | | | | | | | | | |
| Offenheit der Atmosphäre des Arztbesuches | | | | | | | | | |
| Individuelle und diskrete Behandlung | | | | | | | | | |
| Information über den Praxisablauf | | | | | | | | | |
| Aufklärung über die Erkrankung | | | | | | | | | |
| Information zu Untersuchungen, Therapien etc. | | | | | | | | | |
| Aufklärung über mögliche Risiken und Komplikationen | | | | | | | | | |
| Informationen zum Verhalten im Alltagsleben | | | | | | | | | |
| Information über ggf. einzunehmende Medikamente | | | | | | | | | |
| Qualität der Betreuung durch das Personal | | | | | | | | | |
| Qualität der ärztlichen Leistung | | | | | | | | | |
| Länge des Arztkontaktes | | | | | | | | | |

Arbeitsblatt 11 ⊘: Erfassungs- und Berechnungstabelle für die Arzteinschätzungen

| Bewertung der Praxisleistung als Schulnote: | | | | | |
|---|---|---|---|---|---|
| Praxiserfolgsfaktoren | Arzt/Ärzte | | Mitarbeiter | Patienten | |
| | Strategische Bedeutung | Geschätzte Patientenzufriedenheit | Geschätzte Patientenzufriedenheit | Tatsächliche Zufriedenheit | Wichtigkeit |
| Freundlichkeit | | | | | |
| Umfassende Auskunft | | | | | |
| Atmosphäre | | | | | |
| Ausstattung des Wartezimmers | | | | | |
| Orientierungsmöglichkeit | | | | | |
| Wartezeit | | | | | |
| Schnelle, unproblematische Terminvergabe | | | | | |
| Telefonische Erreichbarkeit | | | | | |
| Zuwendung und Anteilnahme des Praxispersonals | | | | | |
| Zuwendung und Anteilnahme des Arztes | | | | | |
| Offenheit der Atmosphäre des Arztbesuches | | | | | |
| Individuelle und diskrete Behandlung | | | | | |
| Information über den Praxisablauf | | | | | |
| Aufklärung über die Erkrankung | | | | | |
| Information zu Untersuchungen, Therapien etc. | | | | | |
| Aufklärung über mögliche Risiken und Komplikationen | | | | | |
| Informationen zum Verhalten im Alltagsleben | | | | | |
| Information über ggf. einzunehmende Medikamente | | | | | |
| Qualität der Betreuung durch das Personal | | | | | |
| Qualität der ärztlichen Leistung | | | | | |
| Länge des Arztkontaktes | | | | | |

Arbeitsblatt 12 ⏱: Tabellarische Ergebnisübersicht

| Praxis-Erfolgsfaktoren | Skalierung | | | | | | |
|---|---|---|---|---|---|---|---|
| | −2 | −1,5 | −1 | 0 | 1 | 1,5 | 2 |
| Freundlichkeit | | | | | | | |
| Umfassende Auskunft | | | | | | | |
| Atmosphäre | | | | | | | |
| Ausstattung des Wartezimmers | | | | | | | |
| Orientierungsmöglichkeit | | | | | | | |
| Wartezeit | | | | | | | |
| Schnelle, unproblematische Terminvergabe | | | | | | | |
| Telefonische Erreichbarkeit | | | | | | | |
| Zuwendung und Anteilnahme des Praxispersonals | | | | | | | |
| Zuwendung und Anteilnahme des Arztes | | | | | | | |
| Offenheit der Atmosphäre des Arztbesuches | | | | | | | |
| Individuelle und diskrete Behandlung | | | | | | | |
| Information über den Praxisablauf | | | | | | | |
| Aufklärung über die Erkrankung | | | | | | | |
| Information zu Untersuchungen, Therapien etc. | | | | | | | |
| Aufklärung über mögliche Risiken und Komplikationen | | | | | | | |
| Informationen zum Verhalten im Alltagsleben | | | | | | | |
| Information über ggf. einzunehmende Medikamente | | | | | | | |
| Qualität der Betreuung durch das Personal | | | | | | | |
| Qualität der ärztlichen Leistung | | | | | | | |
| Länge des Arztkontaktes | | | | | | | |

Arbeitsblatt 13 ⊘: Grafische Ergebnisübersicht

gruppen „Wichtigkeit" und „Strategie" (vgl. Arbeitsblatt 15 ⊘). Hieraus erkennen Sie, wie sehr Ihre Vorstellungen mit dem Wertesystem Ihrer Patienten übereinstimmen.

◢ Eine weitere Option ist, Ihre eigenen Einschätzungen und die Ihrer Mitarbeiterinnen einander gegenüberzustellen, um zu ermitteln, wo Harmonie und wo Disharmonie bestehen.

◢ Werten Sie die Freitext-Aussagen Ihrer Patienten aus. Arbeitsblatt 16 ⊘ zeigt ein Beispiel für die Analyse der Positiv-Aussagen. Suchen Sie für die einzelnen Aussagen Überschriften (kurze Wartezeit, kompetente Beratung etc.), die die unter-

schiedlich formulierten Inhalte am besten wiedergeben, und vermerken Sie diese Cluster in der Tabelle. Zählen Sie gleichzeitig aus, wie häufig die einzelnen Punkte genannt werden, und nummerieren Sie zum Schluss die Nennungsrubriken in absteigender Reihenfolge (Priorität). So erkennen Sie auch auf qualitativem Weg, wo Ihre Stärken liegen.

◢ Die Arbeitsblätter 17 ⊘, 18 ⊘ und 19 ⊘ zeigen Ihnen das Vorgehen im Hinblick auf Patientenkritik und -verbesserungsvorschläge.

| +2 | | |
|---|---|---|
| +1 | KERN-SCHWÄCHEN | KERN-STÄRKEN |
| Zufriedenheit | | |
| 0 | | |
| −1 | NULL-SCHWÄCHEN | NULL-STÄRKEN |
| −2 | | |

|  | −2 | −1 | Wichtigkeit | +1 | +2 |
|---|---|---|---|---|---|

Legende:
1 Freundlichkeit
2 Umfassende Auskunft
3 Atmosphäre
4 Ausstattung des Wartezimmers
5 Orientierungsmöglichkeit
6 Wartezeit
7 Schnelle, unproblematische Terminvergabe
8 Telefonische Erreichbarkeit
9 Zuwendung und Anteilnahme des Praxispersonals
10 Zuwendung und Anteilnahme des Arztes
11 Offenheit der Atmosphäre des Arztbesuches
12 Individuelle und diskrete Behandlung
13 Information über den Praxisablauf
14 Aufklärung über die Erkrankung
15 Information zu Untersuchungen, Therapien etc.
16 Aufklärung über mögliche Risiken und Komplikationen
17 Informationen zum Verhalten im Alltagsleben
18 Information über ggf. einzunehmende Medikamente
19 Qualität der Betreuung durch das Personal
20 Qualität der ärztlichen Leistung
21 Länge des Arztkontaktes

Arbeitsblatt 14 ⊘: Wichtigkeits-Zufriedenheits-Portfolio

**Befragung von IGeL-Patienten**

Dr. S. ist schockiert. Hatte seine Patientenzufriedenheitsanalyse bei IGeL-Patienten durchgängig positive Ergebnisse erbracht, zeigt eine Überprüfungsanalyse, dass dieses Ergebnis so gar nicht stimmt.

Die Praxis von Dr. S. gehört zu einem Kollektiv von 210 IGeL-Praxen, die in eine Untersuchung meines Instituts zur Analysequalität von IGeL-Patientenzufriedenheitsbefragungen in Arztpraxen eingebunden waren. Ziel der Studie war – analog zu der Untersuchung von Patientenzufriedenheitsbefragungen generell – herauszufinden, ob in IGeL-Patientenbefragungen die Zufriedenheit der Patienten auch realistisch abgebildet wird. Zwar war Dr. S. bereits aufgefallen, dass die Ergebnisse seiner Befragung und der Erfolg seiner IGeL-Arbeit in keinem direkten Zusammenhang standen, denn der IGeL-Umsatz sank leicht, er führte das aber auf die sehr unterschiedlichen IGeL-Fähigkeiten seiner Mitarbeiterinnen zurück. Die Befragung von Dr. S. wies zwei gravierende Fehler auf, die die Ergebnisse verfälschten: Zum einen wurden einige Schlüsselbereiche des IGeL-Managements wie z.B. die Freundlichkeit der Betreuung durch das Personal, die Verständlichkeit von Erklärungen oder die Schnelligkeit der Terminvereinbarung gar nicht überprüft, die jedoch zu einer erheblichen Unzufriedenheit bei den Patienten führte. Zum Zweiten wurde eine wenig aussagekräftige Antwort-Kategorisierung – Ja/Nein – verwendet. Die wichtigsten Resultate (Mehrfachnennungen) der übrigen Kontrollen zeigt der folgende Überblick:

| +2 | | |
|---|---|---|
| +1 | STRATEGIE-FEHLERBEREICH (Überschätzung) | STRATEGIE = WICHTIGKEIT |
| Strategie | | |
| 0 | | |
| −1 | STRATEGIE = WICHTIGKEIT | STRATEGIE-FEHLERBEREICH (Unterschätzung) |
| −2 | | |
| | −2          −1          Wichtigkeit          +1          +2 | |

Legende:

1  Freundlichkeit
2  Umfassende Auskunft
3  Atmosphäre
4  Ausstattung des Wartezimmers
5  Orientierungsmöglichkeit
6  Wartezeit
7  Schnelle, unproblematische Terminvergabe
8  Telefonische Erreichbarkeit
9  Zuwendung und Anteilnahme des Praxispersonals
10  Zuwendung und Anteilnahme des Arztes
11  Offenheit der Atmosphäre des Arztbesuches
12  Individuelle und diskrete Behandlung
13  Information über den Praxisablauf
14  Aufklärung über die Erkrankung
15  Information zu Untersuchungen, Therapien etc.
16  Aufklärung über mögliche Risiken und Komplikationen
17  Informationen zum Verhalten im Alltagsleben
18  Information über ggf. einzunehmende Medikamente
19  Qualität der Betreuung durch das Personal
20  Qualität der ärztlichen Leistung
21  Länge des Arztkontaktes

Arbeitsblatt 15 ⟳: Strategie-Wichtigkeits-Portfolio

Fragebogenanalyse

◢ Ein Einleitungstext, der die Zielsetzung der Befragung und die konkrete Handhabung des Fragebogens erläuterte, fand sich lediglich in 25% der Bögen.

◢ 71% verwendeten eine ungeeignete Skalierung (Ja-Nein-, Gut-Schlecht-Antwortkategorien), die keine differenzierte Beurteilung zuließen.

◢ In 58% der Untersuchungen fanden sich missverständliche oder zu allgemein gehaltene Fragen.

◢ 32% der Bögen wiesen eine schlechte Lesbarkeit auf (zu kleine Schrift, schwer zu entziffernder Schrifttyp, verwaschenes Druckbild).

◢ Im Durchschnitt wurden lediglich fünf Fragen gestellt und damit das Analysepotenzial der Befragungen nur zu einem geringen Teil genutzt.

Abwicklungsanalyse

◢ In 92% der Fälle erfolgte die Abgabe der Bögen über die Mitarbeiterinnen, in den restlichen Fällen (8%) über den Arzt.

◢ In nur 16% der Praxen existierte eine vorher ausgearbeitete Information, mit der den Patienten bei der Übergabe des Bogens die Aktion erklärt wurde.

◢ 84% der Untersuchungen wurden nicht nach dem Zufallsprinzip durchgeführt. Es war den Mitarbeiterinnen überlassen, welchen IGeL-Patienten sie den Fragebogen aushändigten. Das führte insgesamt zu einer deutlichen „Positiv-Lastigkeit" der Untersuchungen, da vor allem Patienten befragt wurden, die den Praxen und ihrem IGeL-Angebot sowieso wohlgesonnen waren.

◢ Das Personal wurde lediglich in 17% der Praxen bereits in die Entwicklung und

| +2 | | | |
|---|---|---|---|
| +1 | Teamdisharmonie | | Teamharmonie |
| Arzt | | | |
| 0 | | | |
| −1 | Teamharmonie | | Teamdisharmonie |
| −2 | | | |
| | −2 | −1     Mitarbeiterinnen     +1 | +2 |

| Legende: | 1 | Freundlichkeit |
|---|---|---|
| | 2 | Umfassende Auskunft |
| | 3 | Atmosphäre |
| | 4 | Ausstattung des Wartezimmers |
| | 5 | Orientierungsmöglichkeit |
| | 6 | Wartezeit |
| | 7 | Schnelle, unproblematische Terminvergabe |
| | 8 | Telefonische Erreichbarkeit |
| | 9 | Zuwendung und Anteilnahme des Praxispersonals |
| | 10 | Zuwendung und Anteilnahme des Arztes |
| | 11 | Offenheit der Atmosphäre des Arztbesuches |
| | 12 | Individuelle und diskrete Behandlung |
| | 13 | Information über den Praxisablauf |
| | 14 | Aufklärung über die Erkrankung |
| | 15 | Information zu Untersuchungen, Therapien etc. |
| | 16 | Aufklärung über mögliche Risiken und Komplikationen |
| | 17 | Informationen zum Verhalten im Alltagsleben |
| | 18 | Information über ggf. einzunehmende Medikamente |
| | 19 | Qualität der Betreuung durch das Personal |
| | 20 | Qualität der ärztlichen Leistung |
| | 21 | Länge des Arztkontaktes |

Arbeitsblatt 16 ⟳: Vergleich von Arzt- und Mitarbeitereinschätzungen

Vorbereitung der Untersuchung eingebunden. Das Personal in den übrigen Praxen empfand die Befragungen vor allem als Kontrolle und unterstützte deshalb das Projekt nur widerwillig.

◢ In 69% der Fälle mussten die Patienten die ausgefüllten Bögen am Empfang abgeben, wodurch Diskretion und Anonymität deutlich eingeschränkt waren.

Auswertungsanalyse

◢ In lediglich 41% der untersuchten Praxen wurde die Patientenzufriedenheit realistisch gemessen und führte zu richtigen Schlüssen bezüglich des konkreten Veränderungsbedarfs. Insgesamt bestand – wie bereits erwähnt – eine starke Tendenz zu einer „positiven Fehlinterpretation" der Patientenmeinung.

◢ In keiner der Praxen mit realistischen Resultaten wurde ein Aktionsplan zur Verbesserung der ermittelten Defizite entwickelt.

◢ Keine der Praxen informierte ihre Patienten über die Ergebnisse der Untersuchung (Aushang im Wartezimmer).

Ergebnisse des IFABS-Referenzsystems

◢ Die Patientenzufriedenheitsbefragungen ergaben einen hohen Veränderungs- und Optimierungsbedarf in den untersuchten Praxen. Soweit die praxisindividuellen Untersuchungen sehr positive Resultate erbracht hatten, deckten sich diese zum großen Teil mit den Ergebnissen der IFABS-Befragung. Durchschnittlich ermittelte die Analyse sechs dringende Verbesserungsansätze je Praxis (Kern-Schwächen). Hinsichtlich der Mund-zu-Mund-Propaganda

| Antworten auf die Frage „Was hat Ihnen während Ihres Aufenthaltes in unserer Praxis am besten gefallen?“ | | |
|---|---|---|
| Patientenaussagen | Häufigkeit der Nennung | Priorität |
| | | |
| | | |
| | | |
| | | |
| | | |
| | | |
| | | |
| | | |
| | | |
| | | |
| | | |
| | | |

Arbeitsblatt 17 ⊘: Auswertung positiver Patientenaussagen

| Antworten auf die Frage „Was hat Sie am meisten gestört oder worüber haben Sie sich geärgert?“ | | |
|---|---|---|
| Patientenaussagen | Häufigkeit der Nennung | Priorität |
|  |  |  |
|  |  |  |
|  |  |  |
|  |  |  |
|  |  |  |
|  |  |  |
|  |  |  |
|  |  |  |
|  |  |  |
|  |  |  |
|  |  |  |
|  |  |  |
|  |  |  |

Arbeitsblatt 18 ⊘: Auswertung negativer Patientenaussagen

| Antworten auf die Frage „Was sollte in unserer Praxis auf jeden Fall verbessert und/oder verändert werden?" | | |
| --- | --- | --- |
| Patientenaussagen | Häufigkeit der Nennung | Priorität |
| | | |
| | | |
| | | |
| | | |
| | | |
| | | |
| | | |
| | | |
| | | |
| | | |
| | | |
| | | |
| | | |

Arbeitsblatt 19 ⊘: Auswertung der Verbesserungsvorschläge

ergab sich ein durchschnittlicher Wert von – 28%, d.h., im Schnitt überwog in den Praxen die Anzahl der IGeL-Negativ-Empfehler. Die mittlere Gesamtzufriedenheit der Patienten belief sich auf einen Wert von 4,2 (Basis: Schulnotenskalierung).

◢ Der Eigenbild-Fremdbild-Vergleich ergab für 67% der Praxisteams eine deutliche Überschätzung der eigenen Leistung, für 18% eine treffende Einschätzung und für 15% eine Unterschätzung.

◢ Für lediglich 8% der Praxisinhaber konnte eine Übereinstimmung der Patientenzufriedenheitswerte mit den strategischen Zielen ermittelt werden, in allen anderen Fällen blieben die Patientenwerte deutlich hinter den Zielen zurück.

◢ 86% der Praxisinhaber gaben an, für ihren Praxisbetrieb ein Wachstum anzustreben. Von dieser Gruppe erreichen aber nur 12% die Werte des Best-Practice-Standards. 14% wollten ihren Status quo halten, von diesen erzielten 28% die Werte des Fachgruppen-Standards.

**Fazit**

Patientenzufriedenheitsanalysen sind ein notwendiges Instrument, die Patientenorientierung des IGeL-Managements zu überprüfen und auszurichten. Die Umsetzungsrealität im Praxisalltag zeigt jedoch, dass über die Hälfte der Befragungen aufgrund einer zu geringen Methodenkenntnis und einer unsachgemäßen Anwendung des Instruments falsche Ergebnisse ermitteln, die die Zufriedenheit von IGeL-Patienten gar nicht oder nur unzureichend abbilden und zu Fehlschlüssen in Bezug auf Veränderungen der Praxisleistung führen.

Das folgende Arbeitsblatt 20 ⊘ zeigt Ihnen das Muster für eine einfach und unaufwendig umzusetzende Befragung Ihrer IGeL-Patienten; die Auswertung erfolgt nach den bereits beschriebenen Verfahren.

Sehr geehrte Patientin, sehr geehrter Patient,
Sie haben in unserer Praxis eine IGeL-Leistung in Anspruch genommen. Wir möchten nun gerne wissen, ob Sie zufrieden sind oder ob es Punkte gibt, in denen wir unser Angebot noch weiter verbessern sollten. Deshalb bitten wir Sie, folgende Fragen durch Ankreuzen zu beantworten und uns den ausgefüllten Bogen wieder zurückzugeben.
Vielen Dank

Wie zufrieden waren Sie mit folgenden Aspekten unseres IGeL-Angebotes?
Bitte geben Sie für die folgenden Merkmale in der Rubrik „Wichtigkeit für Ihre Bewertung von IGeL-Leistungen generell" an, wie groß deren jeweilige Bedeutung für Sie generell bei der Bewertung der Qualität von IGeL-Angeboten ist, und vermerken Sie immer zusätzlich in der zweiten Rubrik „Zufriedenheit mit der IGeL-Leistung unserer Praxis", wie Sie das entsprechende Merkmal in unserer Praxis bewerten.

| | Wichtigkeit für Ihre Bewertung von IGeL-Leistungen generell | | | | Zufriedenheit mit der IGeL-Leistung unserer Praxis | | | |
|---|---|---|---|---|---|---|---|---|
| | sehr wichtig | wichtig | un-wichtig | sehr un-wichtig | sehr zu-frieden | zufrieden | unzu-frieden | sehr un-zufrieden |
| Ausführlichkeit der Vorinformationen | ☐ | ☐ | ☐ | ☐ | ☐ | ☐ | ☐ | ☐ |
| Verständlichkeit der Erklärungen | ☐ | ☐ | ☐ | ☐ | ☐ | ☐ | ☐ | ☐ |
| Schnelligkeit der Terminvergabe | ☐ | ☐ | ☐ | ☐ | ☐ | ☐ | ☐ | ☐ |
| Länge der Wartezeit | ☐ | ☐ | ☐ | ☐ | ☐ | ☐ | ☐ | ☐ |
| Wartekomfort | ☐ | ☐ | ☐ | ☐ | ☐ | ☐ | ☐ | ☐ |
| Zuwendung des Personals | ☐ | ☐ | ☐ | ☐ | ☐ | ☐ | ☐ | ☐ |
| Individualität und Diskretion der Betreuung | ☐ | ☐ | ☐ | ☐ | ☐ | ☐ | ☐ | ☐ |
| Räumliche Bedingungen | ☐ | ☐ | ☐ | ☐ | ☐ | ☐ | ☐ | ☐ |
| Organisatorische Abwicklung | ☐ | ☐ | ☐ | ☐ | ☐ | ☐ | ☐ | ☐ |
| Zuwendung des Arztes | ☐ | ☐ | ☐ | ☐ | ☐ | ☐ | ☐ | ☐ |

Wenn Sie das in Anspruch genommene IGeL-Angebot und seine Umsetzung mit einer Schulnote beurteilen, welche Note würden Sie vergeben? (Bitte zutreffende Note ankreuzen.)

☐ 1 = sehr gut
☐ 2 = gut
☐ 3 = befriedigend
☐ 4 = ausreichend
☐ 5 = mangelhaft
☐ 6 = ungenügend

Gibt es darüber hinaus noch Dinge, die wir hinsichtlich unseres IGeL-Angebotes verändern oder verbessern sollten? Wenn ja, welche?

Arbeitsblatt 20 ⊘: Fragebogen für IGeL-Patienten

# 3  Gestaltung der Patientenzufriedenheit mithilfe des Dienstleistungsdesigns

## 3.1  Wesen und Nutzen des Dienstleistungsdesigns

„Herr Doktor, kann ich Sie einmal sprechen?" Internist Dr. P. ahnt Unangenehmes, als ihn Helferin K. um ein Gespräch bittet. Innerlich legt er sich schon die möglichen Gründe zurecht, mit deren Hilfe er die Forderung nach mehr Gehalt freundlich, aber bestimmt abwehren will. „Also, ich weiß gar nicht, wie ich es sagen soll", beginnt Frau K. die Unterredung, „mir ist ja bewusst, dass wir auf die Kosten achten sollen, aber ich habe heute schon wieder ein Gespräch zwischen Patienten gehört, in dem diese sich über die schäbige Inneneinrichtung beschwert haben!" P. ist verwirrt, mit einem solchen Thema hat er nicht gerechnet. Und: schäbige Inneneinrichtung! Das darf doch nicht wahr sein! Doch die Empörung von Dr. P. weicht immer mehr, als er nach Praxisschluss durch die leere Praxis geht und versucht, die Aussagen der Patienten nachzuvollziehen. Klar, die lose Steckdose im Empfangsbereich wollte er schon längst befestigen lassen. Und der Empfangstresen ist auch in die Jahre gekommen. Ebenso hat der Teppichboden seine besten Zeiten hinter sich gelassen.

Diese und ähnliche Situationen sind für viele Ärzte oft der erste Anlass, sich mit dem Thema „Dienstleistungsdesign" näher zu beschäftigen. Aber was ist darunter genau zu verstehen? Einfach ausgedrückt handelt es sich um die „Verpackung" Ihrer medizinischen Dienstleistung, in der Ihre Arbeit für die Patienten sichtbar wird.

Dienstleistungen wie die einer Arztpraxis sind im Vergleich zu Produkten durch einen immateriellen Charakter geprägt. Sie sind nicht fassbar, erklärungsbedürftig und können auch nur schlecht vor Inanspruchnahme getestet werden. Ebenso besteht nur in geringem Maß die Möglichkeit einer Standardisierung und einer Umkehrung (eine Operation kann nicht rückgängig gemacht werden). Patienten suchen deshalb nach Qualitäts- und Risikominimierungssignalen, um die Kompetenz und Eignung der ärztlichen Dienstleistung für die eigenen Bedürfnisse einzuschätzen. Dabei orientieren sie sich am Dienstleistungsdesign, dessen Gestaltungsbereiche das Praxisdesign, die Praxisorganisation und die Patientenkommunikation sind.

Hinzu kommt, dass die Dienstleistung Arztpraxis am Patienten mithilfe des Praxisteams erbracht wird. Der Patient ist dabei Teil des Dienstleistungserbringungsprozesses und bestimmt diesen in Interaktion mit dem Team mit. Aus diesem Grund ist die Mitarbeiterführung der vierte wichtige Gestaltungsbereich des Dienstleistungsdesigns (vgl. Abb. 3.1).

Die Instrumente der genannten Gestaltungsbereiche bilden in ihrem Zusammenwirken Qualitätsindikatoren und ein Leistungsversprechen. Zunächst sind das wichtige Faktoren für Neupatienten. Vielleicht wurde Ihre Praxis von Bekannten, Freunden oder Kollegen empfohlen, vielleicht haben die Patienten aber einfach nach einem wohnortnahen Arzt gesucht. Um die eigene Unsicherheit zu minimieren und einschätzen zu können, ob sie mit der Wahl die richtige Entscheidung getroffen haben, suchen sie vor dem Arztkontakt nach Indikatoren,

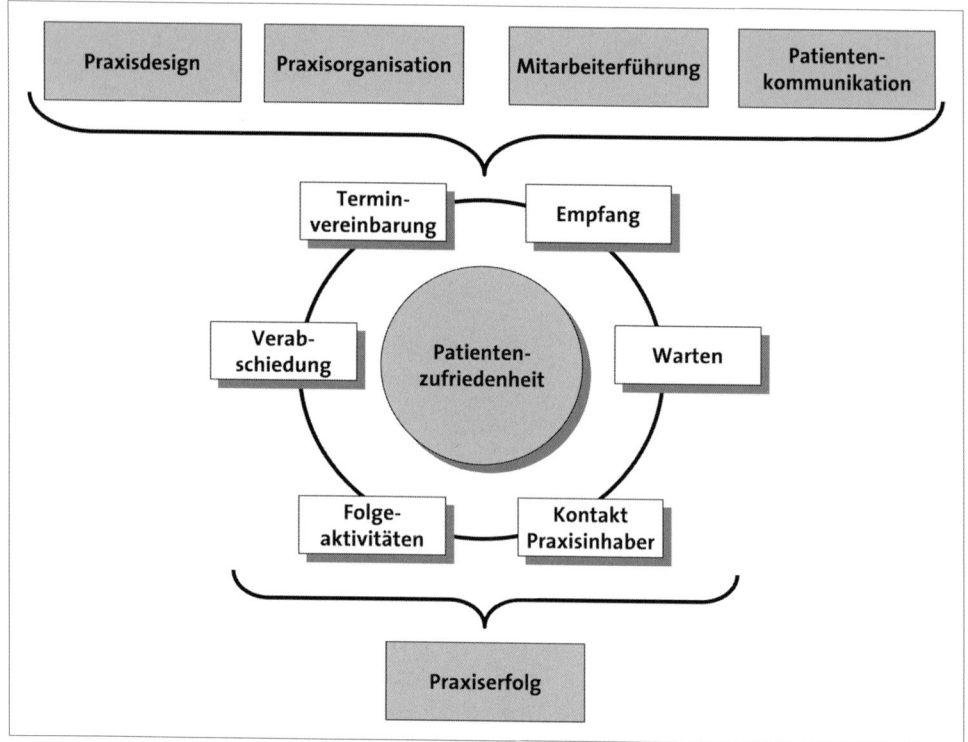

**Abb. 3.1:** Gestaltungsbereiche des Dienstleistungsdesigns

die Auskunft über die Qualität der Praxis geben. Diese Indikatoren haben nichts mit Ihrer tatsächlichen ärztlichen Leistung zu tun, sondern werden in deren Umfeld gesucht, also im Dienstleistungsdesign. Zu den Qualitätsindikatoren zählen z.B. die Freundlichkeit des Telefonkontaktes, die Schnelligkeit der Terminvergabe oder die Gestaltung des Praxisschildes.

Aber auch Patienten, die Ihre Praxis kennen, stellen Erwartungen an das Design der Dienstleistung, und wenn es nur die Wahrung des Status quo ist, den sie bei ihrem Erstkontakt kennengelernt haben. Zudem ist es für Ihre Stammpatienten – neben der Qualität Ihrer Betreuung – eine Bestätigung, in der „richtigen" Praxis zu sein. Im Zeitablauf entsteht aus dem Zusammenspiel der medizinischen Versorgung und dem Dienstleistungsdesign ein Gesamtbild, Ihr Praxisimage. Der Vorteil für die Arbeit und vor allem für die strategische Praxisführung ist,

dass Images relativ dauerhaft prägen. Hat sich ein „Bild" manifestiert, ist es – werden seine Gestaltungsaspekte nicht negativ verändert – i.d.R. sehr beständig und wenig störanfällig, da die Wechselbereitschaft der Patienten deutlich eingeschränkt wird.

Mit der gezielten Gestaltung des Dienstleistungsdesigns Ihrer Praxis gehen Sie den gleichen Weg, den die Anbieter von Markenartikeln wählen. Über die Verpackung und/oder begleitende Serviceleistungen versuchen diese Unternehmen nicht nur, ein Image für ihre Produkte aufzubauen (z.B. Sportlichkeit, Luxus, Modernität etc.), sondern auch, ihre Angebote von denen der Konkurrenz in den Augen der Nachfrager eindeutig zu unterscheiden und jederzeit wiedererkennbar zu machen. Hält das Produkt, was seine Hülle verspricht, werden die Nachfrager es immer wieder kaufen: Ein Markenimage ist geschaffen. Was erfolgreiche Markenbildung erreichen kann, zeigen

Unternehmen wie Daimler-Chrysler, Miele oder Hewlett Packard: Ab einem bestimmten Zeitpunkt sprechen diese Marken für sich selbst. Den gleichen Mechanismus können Sie für Ihr Dienstleistungsunternehmen anwenden.

Der Erfolg solcher Anstrengungen ist übrigens messbar. Untersucht wurden hierzu 200 Arztpraxen, bei denen im Rahmen einer Praxisanalyse unzureichende Ausprägungen der Dienstleistungsfaktoren festgestellt wurden. Nach Entwicklung eines Designkonzeptes und Umsetzung entsprechender Maßnahmen wurden in den betroffenen Praxen nach einem dreiviertel Jahr Kontrolluntersuchungen durchgeführt. Es zeigte sich, dass sich nicht nur die Beurteilungswerte für das Dienstleistungsdesign, sondern auch die Einschätzung der ärztlichen Leistung deutlich verbessert hatten, ergänzt um eine Steigerung des positiven Weiterempfehlungspotenzials der Praxen.

Praxisinhaber, die die Wirkung Ihrer Praxisarbeit in der dargestellten Art als gestaltbar erkannt haben, berichten davon, dass sich für sie völlig neue Arbeitsperspektiven eröffnet haben. Von dieser Position ausgehend ist es nämlich noch leichter, das Praxismanagement ganzheitlich auf den Patientennutzen auszurichten und für diese Praxisqualität fassbar und erlebbar zu machen. Das funktioniert natürlich nur, wenn die Mitarbeiterinnen das Dienstleistungsprinzip ebenso verinnerlichen und umsetzen.

## 3.2 Zielsetzung des Dienstleistungsdesigns

Bislang habe ich dargestellt, was das Dienstleistungsdesign für Ihre Praxisarbeit bewirken kann. Die genannten Effekte können Sie aber nur dann umfassend nutzen, wenn Sie wissen, was Sie mit Ihrem Design erreichen wollen. Die Anforderungen Ihrer Patienten geben Ihrer Gestaltungsarbeit einen Anhalts-

punkt, in welche Richtung sie gehen müsste. Aber vor allem kommt es natürlich darauf an, welche Ziele Sie im Hinblick auf die Identität Ihrer Praxis verfolgen. Man spricht in diesem Zusammenhang auch von Positionierung. Das ist der Gesamteindruck, den Ihre Patienten von Ihrer Praxis und deren Leistungsqualität haben sollen und der Ihre Praxis von anderen eindeutig differenziert. Es sind die Dinge, die Patienten später via Mund-zu-Mund-Propaganda an Dritte weitergeben und so bei diesen wiederum ein Bild über Ihre Praxis entstehen lassen. Die Positionierung setzt sich dabei zusammen aus

- ◢ Ihrem Leistungsangebot, definiert durch Ihre Fachrichtung und Ihre Leistungsschwerpunkte, sowie
- ◢ dem Nutzen, den Patienten haben, wenn sie in Ihre Praxis kommen, und der Ihre Praxis von vergleichbaren eindeutig abgrenzt.

Das Angebot umfasst die „harten" medizinischen Fakten, die Ihre Praxis ausmachen, der Nutzen beinhaltet sowohl medizinische (Kompetenz, diagnostische und therapeutische Fähigkeiten) als auch nicht medizinische Aspekte, die Sie mithilfe des Dienstleistungsdesigns gestalten, z.B.

- ◢ Praxisatmosphäre: z.B. Farben und Licht kombiniert zu einer „Wohlfühlatmosphäre"
- ◢ Arbeitsatmosphäre: z.B. Ruhe, Ausgeglichenheit
- ◢ Ärztliche Patientenbetreuung: z.B. Zuwendung, positive Gesprächsführung
- ◢ Patientenbetreuung durch das Personal: z.B. Freundlichkeit, Individualität
- ◢ Ablauforganisation: z.B. kurzfristige Terminvergabe, kurze Wartezeit
- ◢ Dienstleistungs- und Serviceangebote: z.B. breites Zeitschriftenangebot, Wasserspender, bequeme Stühle.

In Bezug auf die Differenzierung Ihres Angebots stehen Ihnen drei grundsätzliche Möglichkeiten zur Auswahl:

◢ Differenzierung durch einen höheren Patientennutzen

Bei dieser Positionierungsform stellen Sie die Patientenwünsche in den Mittelpunkt Ihres Praxiskonzeptes und richten das Dienstleistungsdesign darauf aus. Beispiele hierfür wären die Ausrichtung einer Praxis auf Berufstätige, z.B. durch Samstagssprechstunden, oder die Verbindung schulmedizinischer mit alternativen Therapieansätzen. Wenn Sie diesen Ansatz verfolgen, sind eine kontinuierliche Untersuchung der Patientenwünsche und schnelle Anpassungen Ihrer Praxisarbeit unerlässlich.

◢ Differenzierung durch optimierte Praxiskosten

Bei dieser Möglichkeit erbringt Ihre Praxis die gleichen Leistungen wie andere Praxen auch, allerdings mit einem höheren Gewinn, weil Ihre Kosten geringer ausfallen, z.B. aufgrund niedrigerer Mietkosten, der Teilnahme an Gerätegemeinschaften o.Ä. Diese Differenzierungsmethode stellt hohe Anforderungen vor allem an das Praxisdesign, da Sie den geringeren Finanzmitteleinsatz durch einen intensiveren Einsatz der Dienstleistungsdesigngestaltungsinstrumente, z.B. die Patientenkommunikation, kompensieren müssen.

◢ Differenzierung durch ein besseres Kosten-Nutzen-Verhältnis: Spezialisierung

Hierbei richten Sie Ihr Leistungsangebot schwerpunktmäßig auf die Behandlung eines oder mehrerer Indikationsbereiche aus. Diese Spezialisierung verbindet die Vorteile der beiden vorher geschilderten Ansätze, da die Spezialisierung nicht nur den Nutzen für die Patienten erhöht, sondern auch gleichzeitig die Kostenstruktur optimiert.

Eine – vielleicht auch nur in Teilbereichen – praktizierte Spezialisierung basiert auf dem Prinzip der Angebotskonzentration: Sie schränken bewusst die Leistungsbreite Ihrer Praxis ein und erhöhen dafür die Leistungstiefe. Für den so gewonnenen Spezialisierungsbereich lässt sich dann ein klares Behandlungskonzept festlegen, dessen Umsetzung einen Effizienzsteigerungsprozess in Gang setzt: Das Behandlungskonzept und die damit verbundene Wiederholung diagnostischer, therapeutischer und betreuender Entscheidungen und Arbeiten führt dazu, dass seine Abwicklung im Zeitablauf immer perfekter erfolgt, alles einfach „rund" läuft. Das wiederum führt zu einer die Praxis entlastenden und für den Patienten spürbaren Qualitätssteigerung. Dieses „Plus" an Leistung wirkt sich seinerseits positiv auf das gesamte Praxisimage aus, strahlt – begleitet durch ein adaptiertes Dienstleistungsdesignkonzept – nach außen ab und erhöht die Anziehungskraft Ihrer Praxis. Gleichzeitig werden alle Arbeiten immer besser verrichtet, sodass durch zeitliche Einsparungen Aktionsspielräume geschaffen werden, die frei gestaltbar für zusätzliche Leistungen sind. Insgesamt wird also das Kosten-Nutzen-Verhältnis für Ihre Praxis verbessert, was den Praxiserfolg deutlich steigert.

## 3.3 Gestaltung der Patientenzufriedenheit im Dienstleistungsprozess

Um das Dienstleistungsdesign Ihrer Praxis systematisch in den Bereichen „Praxisdesign", „Praxisorganisation" und „Patientenkommunikation" zu gestalten, empfiehlt sich eine am Prozessablauf der Patientenbetreuung orientierte Betrachtung (vgl. Tab. 3.1). Die Mitarbeiterführung als vierter Gestaltungsbereich wirkt zwar auch prägend auf die einzelnen Prozessabschnitte, sie lässt sich aber in ihren Gestaltungsdimensionen den Stufen nur bedingt zuordnen. Aus diesem Grund werden die Gestaltungsmöglich-

**Tab. 3.1:** Zusammenhang von Dienstleistungsprozess und den Gestaltungsbereichen des Dienstleistungsdesigns

| | Mitarbeiterführung | Praxisdesign | Praxisorganisation | Patientenkommunikation |
|---|---|---|---|---|
| Terminvereinbarung | | | | |
| Empfang | | | | |
| Warten | Gestaltung der Patientenzufriedenheit mithilfe des Dienstleistungsdesigns | | | |
| Arztkontakt | | | | |
| Folgeaktivitäten | | | | |
| Verabschiedung | | | | |

keiten im folgenden Abschnitt zusammenhängend dargestellt.

Die in den folgenden Abschnitten aufgeführten Gestaltungshinweise basieren auf den Kritikpunkten, die von Patienten in Patientenzufriedenheitsbefragungen angeführt werden. Sie zeigen somit, wo – jenseits aller theoretischen Regeln – die wirklichen Probleme und favorisierten Verhaltensweisen liegen.

### 3.3.1 Grundsatzentscheidungen bei der Gestaltung des Dienstleistungsdesigns

**Basisentscheidungen zum Praxisdesign**

Patientenaussagen zur Frage: „Was hat Sie gestört oder worüber haben Sie sich geärgert?"

◢ „Die Praxis wirkt deprimierend, zu dunkel und grau"

◢ „Praxisräume könnten freundlicher eingerichtet sein"

◢ „Hygienisch eine Katastrophe"

◢ „Manche Türen fallen laut ins Schloss"

◢ „Die räumliche Beschaffenheit des Infusionsraumes"

◢ „Eine gründliche Renovierung täte der Praxis gut"

◢ „Personal sollte Kittel öfters reinigen lassen"

Unter dem Praxisdesign, auch Corporate Design genannt, versteht man eine Kombination aus Einrichtung, Boden- und Wandgestaltung in Farbe und Form, die einen einheitlichen Charakter der Praxis prägt. Das Praxisdesign ist die materiell-räumliche Form, in der Sie und Ihr Team Ihre Leistungen erbringen und die Ihre Praxisatmosphäre schaffen. Zielsetzung ist also, Ihrer Praxis einen Charakter und eine Identität zu verleihen, die sich durch alle Räume ziehen.

Ein zentraler Aspekt ist dabei die Praxisfarbe. Farben besitzen die Eigenschaft, Eindrücke zu vermitteln, die Sie für die „Charakterbildung" Ihrer Praxis nutzen können. Hierzu einige Beispiele der Farbwirkung:

◢ Weiß – positiv: Frische, Sauberkeit, Reinheit, Sterilität, Leichtigkeit, negativ: langweilig, eintönig

◢ Gelb – positiv: Licht, Wärme, Freundlichkeit, Sonne, negativ: Eintönigkeit

◢ Orange – positiv: Lebhaftigkeit, Wärme, Freude, negativ: Gefahr, Aggressivität

◢ Rot – positiv: Lebhaftigkeit, Dynamik, negativ: Aggressivität

◢ Dunkelrot – positiv: Eleganz, Zurückhaltung, negativ: Müdigkeit, Trostlosigkeit

◢ Violett – positiv: Ausgefallen, Alter, Weiblichkeit, negativ: zu präsent, Dominanz

◢ Blau – positiv: Ruhe, erfrischend, kühl, negativ: Eintönigkeit

◢ Grün – positiv: Umweltbewusst, Natürlichkeit, Frische, negativ: Dominanz, Überstrahlung anderer Farben

◢ Olivgrün – positiv: Maskulinität, Eleganz, Ruhe, negativ: wenig reizvoll

◢ Braun – positiv: naturhaft, negativ: wenig dynamisch

◢ Grau – positiv: Eleganz, Understatement, Seriosität, negativ: Unscheinbarkeit

◢ Rosa – positiv: Jugend, feminin, negativ: zu auffällig

◢ Schwarz – positiv: Eleganz, Ruhe, Stabilität, negativ: Traurigkeit.

Weitere Gestaltungsmerkmale des Praxisdesigns:

◢ Genereller Eindruck: Sind Wände und Boden in einem guten Zustand (keine Renovierungsnotwendigkeit)? Sind Gardinen und/oder Jalousien gereinigt?

◢ Beschilderung: Ist die Orientierung in der Praxis durch eine klare und eindeutige Ausschilderung gewährleistet? Verfügen alle Praxisräume über eine deutliche Ausschilderung?

◢ Mobiliar: Folgt die Gestaltung der Praxisräume einem durchgängigen Gestaltungsprinzip (z.B. einheitliche Systemmöbel)? Sind die Möbel frei von Gebrauchsspuren?

◢ Geruch: Wird die Praxis regelmäßig gelüftet, gibt es keine störenden Gerüche?

◢ Ambiente: Ist die Praxis mit Pflanzen und Bildern freundlich ausgestattet?

◢ Beleuchtung: Sind die Räume mit einem hellen, aber warmen Licht ausgeleuchtet?

◢ Ordnung: Sind alle Räume stets aufgeräumt?

◢ Sauberkeit: Werden alle Räume regelmäßig gereinigt?

◢ Raumklima: Sind die Praxisräume jahreszeitlich passend temperiert?

Ein weiteres Gestaltungselement des Praxisdesigns ist die Kleidung, die Sie und Ihr Team tragen. Die Entscheidung zwischen dem „klassischen" Weiß oder „Straßenkleidung" hat inzwischen schon Tradition. Die Befürworter des Arztkittels führen vor allem an, dass die Einheitlichkeit nach außen einen Eindruck der Professionalität schafft, nach innen die Zusammengehörigkeit und damit das Wir-Gefühl stärkt. Ebenso erhielten die Patienten eine klare Orientierungsmöglichkeit.

Die Gegner sprechen vom „Abschneiden alter Zöpfe", von einer „Modernisierung des Medizinbetriebs" und von ihrem Anliegen, dem Patienten „auf gleicher Augenhöhe" entgegenzutreten. Unter dem Aspekt der Dienstleistungsorientierung ist die Entscheidung zunächst allein von der oder den anzusprechenden Zielgruppen her zu treffen. Setzt sich die Klientel vorwiegend aus Jüngeren zusammen, kann Straßenkleidung durchaus sinnvoll sein, stehen ältere Patienten im Mittelpunkt der Praxisstrategie, sehen diese „ihren Doktor" lieber im weißen Kittel.

Das Ziel des Praxisdesigns ist, Ihr Dienstleistungsunternehmen mit seiner Leistungsqualität den tatsächlichen und potenziellen Patienten gegenüber darzustellen. Das tun Sie nicht nur mit Ihren Praxisräumen, sondern auch mit schriftlichen Kommunikationsinstrumenten, wie z.B. Briefen oder Ihrer Praxisbroschüre. Dabei kommt es zum einen inhaltlich darauf an, dass die Inhalte, die Sie in den einzelnen Medien vermitteln, aufeinander abgestimmt sind. Was Sie in Ihrer Praxisbroschüre sagen, muss auch – zumindest sinngemäß – in Ihrer eventuellen Praxiszeitung erscheinen. Man spricht in diesem Zusammenhang auch von inhaltlicher Identität oder Positionierung.

Darüber hinaus ist es ebenso wichtig, dass die Patienten auch von der Gestaltung her erkennen, dass es sich um „Ihre" Medien handelt. Egal, ob sie eine Visitenkarte, einen Terminzettel oder einen Erinnerungsbrief erhalten, es muss für sie sofort, eindeutig, unverwechselbar und wiedererkennbar deutlich werden, dass diese Unterlagen aus Ihrer Praxis stammen. Diesen Eindruck schaffen Sie über eine visuelle Identität bzw. Positionierung. Das stärkste visuelle Wiedererkennungszeichen, die Klammer für alle Gestaltungselemente, ist das Praxislogo. Es dient der visuellen Identifizierung und Differenzierung. Es ist ein Marken- und Gütezeichen Ihrer Praxis und muss in seiner Gestaltung auf den speziellen Charakter Ihrer Dienstleistung abgestellt werden. Ziel des Praxislogos ist, dass Patienten, die dieses Zeichen sehen, sofort Ihre Praxis assoziieren. Auf Briefbögen, Terminzetteln und im Internet verwendet, wird auch ohne Nennung Ihres Praxisnamens Ihr Praxisunternehmen assoziiert. Da es eine ganze Zeit dauert, ehe ein Logo von ihren Patienten „gelernt" wird, d.h. bis sie die Assoziation mit Ihrer Praxis unbewusst verinnerlicht haben, darf ein einmal festgelegtes Erscheinungsbild auch nicht verändert werden, da es erst durch die Kontinuität und mittels gleichförmiger Wiederholung im Bewusstsein Ihrer Zielgruppen (z.B. auch bei zuweisenden Ärzten) verankert wird.

Welche Kennzeichen machen nun ein „gutes" Praxislogo aus? Es sollte vor allem

- die Identität Ihrer Praxis repräsentieren,
- leicht einprägbar sein,
- skalierbar sein (d.h. bei Verkleinerungen ebenfalls gut erkennbar und bei Vergrößerungen die Wirkung behalten),
- schwarz-weiß darstellbar sein (für Kopien und Telefax-Einsatz),
- möglichst aus wenigen Farben bestehen (Druckkosten!),
- auf dunklem und hellem Untergrund gleich gut aussehen.

Neben dem Logo müssen Ihre schriftlichen Kommunikationsinstrumente weitere Designaspekte berücksichtigen, die Einheitlichkeit und Wiedererkennbarkeit gewährleisten. Dafür sollten für alle Druckwerke und die Korrespondenz verbindlich und einheitlich

- die Schriftart,
- die Schriftgröße,
- der Buchstabenabstand,
- der Zeilenabstand und
- die Linienstärke

festgelegt werden.

Auch der Bereich der Korrespondenz verlangt eigenständige Ordnungs- und Gestaltungsmerkmale. Dies betrifft:

- Briefpapier
- Briefumschläge
- Visitenkarten
- Praxisinterne Mitteilungsformulare
- Kurzmitteilungen für Patienten und zuweisende Ärzte
- Adressaufkleber
- Namensschilder

Ebenso sollte festgelegt werden, wie die Aufbaustruktur Ihrer Briefe aussehen soll, z.B. welche Randbreite zu verwenden ist, ob linksbündig oder im Blocksatz geschrieben wird etc.

### Die Mitarbeiterführung als Dienstleistungsgestaltungsinstrument

Patientenaussagen zur Frage: „Was hat Sie gestört oder worüber haben Sie sich geärgert?"

- „Frau K. hat keine Manieren"
- „Personal scheint frustriert und lässt das auch die Patienten fühlen"
- „Der Arzt ist hervorragend, das Betriebsklima grottenschlecht"
- „Schwestern behandeln einen als Bittsteller"
- „Launische Helferinnen"
- „Schwester U. ist immer zuvorkommend und nett, Schwester N. genau das Gegenteil"
- „Ton wie auf dem Kasernenhof"

Die „Dienstleistung Arztpraxis" wird an den Patienten mithilfe des Praxisteams erbracht. Der Patient ist dabei Teil des Dienstleistungserbringungsprozesses und beeinflusst diesen in Interaktion mit dem Team. Die Fähigkeiten, das Engagement, das Verhalten und die Leistung Ihrer Mitarbeiterinnen bestimmen also maßgeblich, wie Ihre Patienten die Arbeit Ihrer Praxis wahrnehmen (vgl. Abb. 3.2).

Die Fähigkeiten beziehen sich auf den fachlichen Aspekt der Arbeit, auf das Wissen und Können Ihrer Mitarbeiterinnen, auf das kommunikative Geschick sowie auf Zusatzqualifikationen, wie z.B. das Können in Bezug auf das Heranführen von Patienten an IGeL-Leistungen. Die Fähigkeiten Ihres Personals prägen damit den Designaspekt „Kompetenz".

Das Engagement bezieht sich auf die drei Motivationsebenen Ihrer Mitarbeiterinnen: auf das Ausmaß der Grund- oder inneren Motivation, der Arbeitsmotivation, die aus dem jeweiligen Aufgabenbereich resultiert, und der Gruppenmotivation, die das Team vermittelt. Das Engagement ist damit für den Designaspekt „Arbeitseinsatz" verantwortlich.

Das Verhalten umfasst das verbale und nonverbale Auftreten Ihres Personals Ihnen gegenüber sowie den Umgang untereinander im Kolleginnenkreis (das Auftreten gegen-

über Patienten wird im Bereich Patientenkommunikation abgehandelt, weil es sich hierbei um ein eigenes Thema mit sehr hoher Bedeutung für die Formung des Dienstleistungsdesigns handelt). Ihr eigenes und das Verhalten Ihres Personals bestimmen den Dienstleistungsaspekt „Betriebsklima".

Die Leistung bezeichnet die Art der tatsächlichen Aufgabenerledigung Ihrer Mitarbeiterinnen und verdichtet sich im Dienstleistungsaspekt „Arbeitsqualität".

Die Patientenorientierung Ihrer Praxis kann nur so gut sein wie die Mitarbeiterinnen, die sie praktizieren. Deren Fähigkeiten, Handlungen und Engagement sind die entscheidenden Bestimmungsfaktoren der Kundenzufriedenheit. Die Qualität dieser Faktoren wird sowohl endogen, also von ihrem Können und Wollen, sowie exogen durch die Art der Führung und die generellen Arbeits-

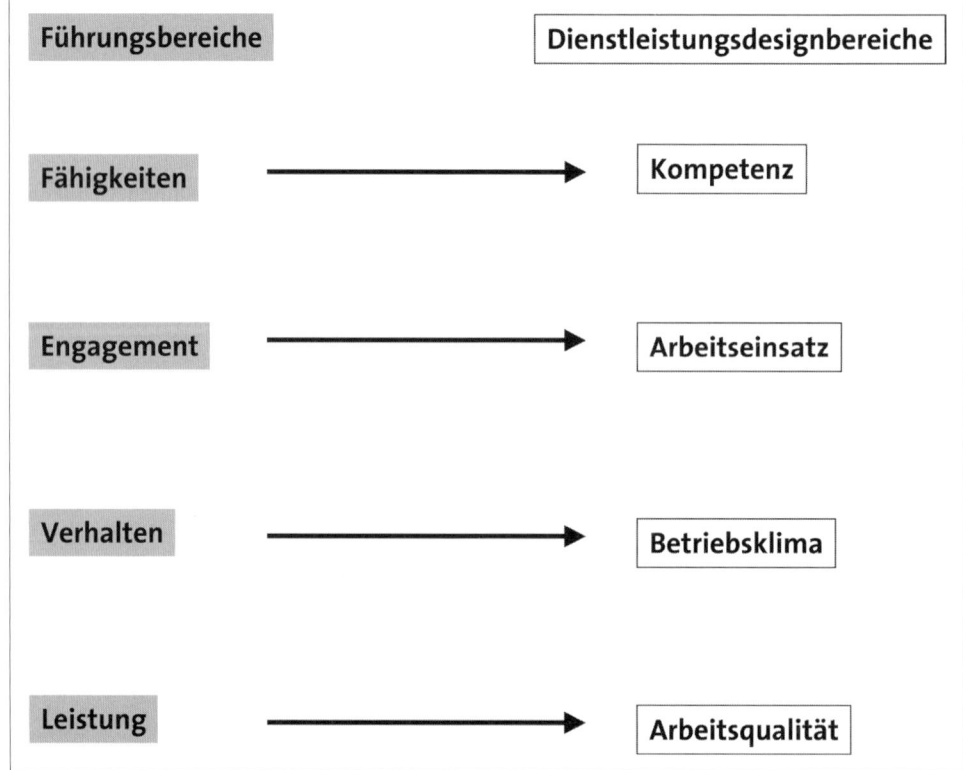

**Abb. 3.2:** Zusammenhang der Gestaltungsdimensionen von Führungs- und Dienstleistungsdesign

bedingungen bestimmt. Hinzu kommt quantitativ die Notwendigkeit, über einen genügend großen Personalstamm zu verfügen, damit Patientenzufriedenheit auch gezielt geschaffen werden kann.

Doch viele Praxisinhaber haben Probleme mit der Führung. Im Rahmen der Aktion „Führungshilfe", einem kostenfreien Beratungsangebot für Ärzte, konnte ein detaillierter Einblick in die Führungsrealität deutscher Arztpraxen gewonnen werden. Ziel der Aktion war, Praxisinhaber zu unterstützen, problematische Führungssituationen besser zu bewältigen, um nicht nur ihren Praxiserfolg zu steigern, sondern auch, um selbst Arbeitsfreude zurückzugewinnen. Insgesamt zeigt die Anzahl der Anfragen, die Art und Ausführlichkeit der Schilderungen, dass Mitarbeiterführung das zentrale Problem in Arztpraxen ist und auf diesem Gebiet ein hoher „Leidensdruck" besteht. In vielen Zuschriften werden Hilflosigkeit und Überforderung deutlich. Belegt wird dies auch durch Anfragen an den „Kummerkasten" für Arzthelferinnen, die die Thematik aus Sicht der Praxismitarbeiterinnen widerspiegeln. Die Situation ist allerdings nicht verwunderlich, zeigen doch Praxisanalysen, dass niedergelassene Ärzte durchschnittlich nur 49% der für einen ausgewogen funktionierenden Praxisbetrieb notwendigen Führungsinstrumente einsetzen, also 51% unausgeschöpft bleiben (vgl. Tab. 3.2).

Die Anfragen bezogen sich auf folgende, aus Sicht der Praxisinhaber wahrgenommene Problemkreise (Mehrfachnennungen):

◢ Mangelnde Motivation der Mitarbeiterinnen (64%)
Die Ärzte beklagten eine fehlende Leistungsbereitschaft ihres Personals. Zeitweise anfallende Zusatzarbeiten und Überstunden würden nur unwillig übernommen und absolviert, zu erledigende Aufgaben nur halbherzig ausgeführt und „Dienst nach Vorschrift" geleistet.

**Tab. 3.2:** Unausgeschöpftes Führungspotenzial in Arztpraxen, nach Fachrichtungen gegliedert (Basis: Auswertung von 1250 Praxisanalysen)

| Fachrichtung | Durchschnittliches unausgeschöpftes Führungspotenzial |
|---|---|
| Neurologen/Nervenärzte | 68% |
| Allgemeinmediziner | 64% |
| Praktische Ärzte | 62% |
| Chirurgen | 61% |
| Frauenärzte | 54% |
| Internisten | 52% |
| Orthopäden | 49% |
| HNO-Ärzte | 47% |
| Dermatologen | 44% |
| Augenärzte | 39% |
| Urologen | 36% |
| Kinderärzte | 34% |

◢ Teamkonflikte (61%)
An zweiter Stelle folgen Beschreibungen von meist seit Längerem bestehenden Spannungen zwischen einzelnen Mitgliedern oder einzelnen Gruppen des Teams. Besonders häufig wird berichtet, dass länger in der Praxis arbeitende Mitarbeiterinnen neue, die ihnen vorgesetzt werden, nicht akzeptieren oder dass Erstkräfte neuen Kolleginnen die Arbeit erschweren.

◢ Schlechtes Betriebsklima (57%)
Hierunter fallen Schilderungen von angespannter Atmosphäre und schlechter Stimmung innerhalb der Teams. Ebenso wird ein unfreundlicher Umgang miteinander skizziert, der auch den Patienten auffällt. Hinzu kommt eine grundsätzlich negative Arbeitseinstellung.

◢ Mangelnde Fortbildungsbereitschaft (53%)
Immer wieder wird von den Anfragern auf die geringe Bereitwilligkeit des Personals verwiesen, an Fortbildungen, auch außerhalb der Praxis, teilzunehmen.

◢ Ablehnung von Veränderungen und Neuerungen (51%)

Fast ebenso häufig wird auf eine demonstrative „Resistenz" gegen Veränderungen im Arbeitsablauf, der Aufgabenverteilung oder gegen die Einführung neuer Arbeitstechniken hingewiesen. Das notwendige Aufbrechen eingefahrener Routinen und etablierter Positionen, beispielsweise im Rahmen von Qualitätsmanagementmaßnahmen, gestaltet sich deshalb äußerst schwierig.

◢ Geringe Arbeitsqualität (43%)

Auch die Arbeitsqualität steht im Fokus der Kritik, insbesondere die Aneinanderreihung von Flüchtigkeitsfehlern, die aus Nachlässigkeit entstehen, sowie ständige gegenseitige Schuldzuweisungen der Teammitglieder.

◢ Unfreundlicher Umgang mit Patienten (41%)

Hier kennzeichnen barsche Zurechtweisungen, das Ignorieren von Patienten z.B. am Empfang, ein ruppiges, abweisendes Verhalten sowie Privatunterhaltungen in Gegenwart von Patienten das von den anfragenden Ärzten skizzierte Problemfeld. Ihre Befürchtung ist, dass unfreundlich behandelte Patienten in vielen Fällen nicht wieder in die Praxis kommen, was auch zutrifft.

Generelle Aspekte:

◢ In zwei Drittel der Praxen bestanden die Problemsituationen bereits länger als ein Jahr und beeinflussten den Praxisbetrieb in erheblichem Ausmaß negativ. Nach Schilderung der Ärzte hatte es vereinzelte Versuche einer Problembeseitigung gegeben – allerdings erfolglos.

◢ In keiner der Praxen existierte – soweit dies den Beschreibungen zu entnehmen war – ein systematisches Führungsmanagement.

◢ Bei 45% der Anfrager handelte es sich um Ärzte aus Einzelpraxen, die restlichen 55% arbeiteten in Gemeinschaftspraxen bzw. Praxisgemeinschaften. Insbesondere bei den Mehrarztpraxen konnte in einem Drittel der Fälle den Schilderungen ein die Problemsituation verschärfender, zusätzlicher Konflikt zwischen den Praxisinhabern identifiziert werden, der teilweise bei den Mitarbeiterinnen Loyalitätskonflikte auslöste.

Spiegelt man die Arztprobleme mit der Mitarbeitersicht, wird deutlich, dass das zentrale Problem in einer zu geringen Führung der Praxisinhaber besteht. Die Resultate entstammen einer Parallelaktion mit dem Titel „Kummerkasten". Dieses Beratungsangebot richtete sich an Praxismitarbeiterinnen mit der Zielsetzung, das Personal in besonders beeinträchtigenden Arbeitssituationen, wie z.B. Konflikten mit Kolleginnen oder bei Problemen mit Patienten, zu unterstützen. Insgesamt konnten bei den Anfragen drei zentrale Problemfelder identifiziert werden:

◢ Delegations- und Kommunikationsprozesse zwischen Praxisinhabern und ihren Teams (43,6% der Anfragen), vor allem:
 – unzureichende Aufteilung und Koordination der Arbeit
 – fehlende Arbeitsziele, unklare Arbeitsaufträge, fehlende Prioritäten
 – geringe Möglichkeit eigenständigen Arbeitens
 – kein Informationsaustausch zwischen Praxisinhabern und Team
 – kein Lob, keine Anerkennung, Tadel vor Patienten
 – keine Möglichkeit, Verbesserungsvorschläge umzusetzen (vor allem bei IGeL)

◢ Konflikte im Team (38,7% der Anfragen):
 – Ausgrenzung einzelner Kolleginnen wegen teamfeindlicher Verhaltensweisen, Mobbing
 – Auseinandersetzungen zwischen neu eingestellten Kolleginnen und Mitarbeiterinnen mit langjähriger Praxiszugehörigkeit
 – „feindliche Lagerbildung" in Praxen mit mehreren Ärzten

– Probleme mit Arzt-Ehefrauen, die in der Praxis mitarbeiten
◢ Probleme mit Patienten (17,7% der Anfragen):
  – überzogene Ansprüche, vor allem bei unangemeldetem Erscheinen (Forderung nach kurzer Wartezeit)
  – allgemeine Unfreundlichkeit gegenüber dem Personal (z.B. herablassendes Verhalten)
  – „Missbrauch" der Praxismitarbeiter als „Ärger-Ventil" (Praxisgebühr, Medikamentenkosten, Leistungseinschränkung der Krankenkassen)

**Fazit**
Die Dienstleistung von Arztpraxen ist personendominiert. Die Mitarbeiterinnen sind sowohl Helferinnen bei der Erbringung medizinischer Leistungen als auch „Marketinginstrumente", die die Patientenzufriedenheit unmittelbar beeinflussen. Eine durch ein adäquates Führungsinstrumentarium richtig gesteuerte Mitarbeiterzufriedenheit bewirkt deutliche Effizienz- und Rationalisierungssteigerungen, die zwei wichtige Ergebnisse erbringen: Der interne Effekt besteht darin, dass eine zufriedene Mitarbeiterin eine hohe Praxisidentifikation und Leistungsbereitschaft aufweist, wesentlich sorgfältiger und zuverlässiger arbeitet, kostenbewusst handelt und „mitdenkt". Hinzu kommen die durch eine geringe Fluktuationsquote ebenfalls niedrig gehaltenen Personalwechselkosten. Nicht zu vergessen ist der Selbststeuerungseffekt, der bei zufriedenen Mitarbeiterinnen aktiviert ist und dazu beiträgt, die ärztliche Arbeit deutlich zu entlasten, z.B. durch Vermeidung unnötiger Fragen. Insgesamt bedeutet das eine ganz entscheidende Steigerung der Arbeitsproduktivität und -qualität. Der externe Effekt drückt sich in einer optimierten Patientenbetreuung und der Schaffung eines positiven Praxisgesamtimages aus.

Betriebsvergleiche zeigen, dass Praxisunternehmen, in denen professionell geführt wird, deutlich höhere Patientenzufriedenheitswerte und ein besseres Betriebsergebnis aufweisen als Praxen ohne einen solchen Führungseinsatz. Viele Praxisinhaber kennen sich zu wenig mit Führungsfragen aus, um die o.a. Effekte nutzen zu können. In den meisten Fällen wird ein Laissez-faire-Führungsstil praktiziert, bei dem Interventionen nur dann erfolgen, wenn es wirklich unvermeidlich ist. Das führt zu einer Vielzahl von Problemen, die den Praxisbetrieb erheblich beeinträchtigen. Da zu spät und mit nicht adäquaten Instrumenten geführt wird, sind oft die Probleme kaum noch zu beseitigen.

**Die Personalstärke als quantitative Grundlage der Patientenzufriedenheit.** Wie viele Mitarbeiterinnen benötigen Sie, um alle aktuell anfallenden Aufgaben in der von Ihnen angestrebten Qualität und Zeit zu erledigen und so zufriedene Patienten zu erhalten? Die Bestimmung des „richtigen" gegenwärtig notwendigen Personalbedarfs lässt sich am besten auf der Grundlage einer Arbeitsanalyse ermitteln, bei der zunächst der Status quo
◢ der Arbeitsprofile Ihrer Mitarbeiterinnen (welche Arbeiten erledigt jede einzelne?),
◢ der Arbeitsauslastung (wie viel arbeitet jede Mitarbeiterin?) sowie
◢ der Arbeitskoordination (wie gut funktioniert die Zusammenarbeit unter den Mitarbeiterinnen?)
bestimmt wird. Eine solche Arbeitsanalyse kann einfach und schnell mithilfe eines Patientenlaufzettels ermittelt werden, der aus folgenden Rubriken besteht:
◢ Name des Patienten: Hier können auch Initialen eingetragen werden, ebenso ist eine laufende Nummerierung denkbar
◢ Datum: Angabe des Tagesdatums
◢ Aufnahme in die Praxis: Eintrag, zu welcher Uhrzeit der Patient in die Praxis gekommen ist

◢ Aktivitäten: Kurzbeschreibung der einzelnen Tätigkeiten, die im Zusammenhang mit der Betreuung des Patienten verrichtet wurden

◢ Zuständig: Name oder Kürzel der für die einzelne Aktivität zuständigen Mitarbeiterin

◢ Beginn/Ende: Anfangs- und Endzeit der einzelnen Tätigkeit

◢ Raum: Ort, in oder an dem die Tätigkeit stattfand

◢ Verlassen der Praxis: Uhrzeit, zu der der Patient die Praxisräume verlassen hat

Dokumentieren Sie dann eine Woche lang alle Patientenkontakte mit dieser Unterlage. Wählen Sie dabei den Dokumentationszeitraum so, dass er möglichst den normalen Praxisbetriebsbedingungen entspricht und nicht in eine Ferienzeit oder in einen Zeitabschnitt mit überproportionaler Beanspruchung Ihrer Praxis fällt. Bei der Aufnahme eines Patienten in die Praxis wird der Bogen angelegt und ihm mitgegeben. Alle Mitarbeiterinnen, die mit dem Patienten über Verrichtungen oder Informationen in Kontakt kommen, dokumentieren ihre am Patienten verrichteten Aktivitäten und deren Dauer auf dem Laufzettel. Wenn Sie den Laufzettel für weitere Analysezwecke nutzen wollen, z.B. um eine patientenbasierte Zeit-Querschnittsanalyse durchzuführen, müssen Sie auch Ihre Tätigkeiten auf dem Laufzettel dokumentieren, für die Arbeitsanalyse reicht es aus, wenn Ihre Arbeit mit Anfangs- und Enduhrzeit sowie dem Vermerk „Arztkontakt", „Behandlung", „Konsultation" o.Ä. gekennzeichnet wird.

Mithilfe der auf diese Weise ermittelten Daten können Sie detailliert feststellen, welche Arbeiten Ihre Mitarbeiterinnen erledigen, wie sie dabei ausgelastet sind und ob die Zusammenarbeit im Sinne einer bestmöglichen Koordination aller Abläufe funktioniert. Gleichzeitig wird transparent, ob Ihre Belegschaft in der derzeitigen Struktur für die

Erledigung des anfallenden Arbeitspensums geeignet ist.

Wesentlich schwieriger ist zu entscheiden, wie der Personalbestand sich entwickeln muss. Hierbei fließen gleich mehrere Entscheidungsgrößen ein:

◢ Ihre Praxisstrategie

◢ Ihr angestrebtes Leistungsangebot

◢ der mit diesem Leistungsangebot verbundene Umsatz

◢ die Anzahl der behandelbaren Patienten/Zeiteinheit

◢ die notwendige Betreuungsintensität und die damit verbundene Patientenzufriedenheit

◢ die aus dem Leistungsangebot resultierenden Zusatzarbeiten (z.B. Administration)

◢ die Delegierbarkeit von Arbeiten

**Eigenschaftsprofile der Mitarbeiterinnen als qualitative Grundlage der Patientenzufriedenheit.** Jede Mitarbeiterin prägt die Patientenzufriedenheit zunächst auf der Basis ihres Eigenschaftenprofils. Es umfasst die Grundausstattung, die Ihr Personal besitzt, um die anfallenden Arbeiten zu verrichten, und besteht aus fünf Bereichen:

Bereich 1: Persönlichkeitsprofil

◢ Anpassungsfähigkeit

◢ Aufgeschlossenheit

◢ Sprachkompetenz, Ausdrucksfähigkeit

◢ Begeisterungsfähigkeit

◢ Belastbarkeit

◢ Ehrgeiz

◢ Emotionale Stabilität

◢ Entscheidungsfreude

◢ Freundlichkeit

◢ Höflichkeit

◢ Leistungsbereitschaft

◢ Motivierbarkeit

◢ Sachlichkeit

◢ Selbstbeherrschung

◢ Selbstbewusstsein

◢ Überzeugungsfähigkeit

- ◢ Urteilsvermögen
- ◢ Vielseitigkeit
- ◢ Zuhören können

**Bereich 2: Fachliches Kompetenzprofil**
- ◢ Allgemeinwissen
- ◢ Medizin
- ◢ Betriebswirtschaft
- ◢ Marketing
- ◢ Verkaufstechniken
- ◢ Patientenmanagement
- ◢ Fremdsprachen
- ◢ PC-Techniken
- ◢ Präsentations- und Vortragstechniken
- ◢ Moderationsfähigkeit für Gruppen
- ◢ Berufserfahrung
- ◢ Bereitschaft zur Weiterbildung
- ◢ Bislang erreichte fachliche Kompetenz
- ◢ Entscheidungskompetenz
- ◢ Fachautorität
- ◢ Praktische Fähigkeiten
- ◢ Selbstständiges Lernen

**Bereich 3: Arbeitsprofil**
- ◢ Auffassungsgabe
- ◢ Eigeninitiative
- ◢ Flexibilität
- ◢ Genauigkeit
- ◢ Gewissenhaftigkeit
- ◢ Handlungsorientierung
- ◢ Konzentrationsfähigkeit
- ◢ Kreativität
- ◢ Logisches Denken
- ◢ Planvolles Arbeiten
- ◢ Selbstständigkeit
- ◢ Verantwortungsbewusstsein
- ◢ Zielstrebigkeit
- ◢ Zuverlässigkeit

**Bereich 4: Soziale Kompetenz**
- ◢ Durchsetzungsvermögen
- ◢ Einfühlungsvermögen
- ◢ Integrationsfähigkeit
- ◢ Kollegialität
- ◢ Kompromissfähigkeit
- ◢ Kooperationsbereitschaft

- ◢ Kontaktfähigkeit
- ◢ Konfliktfähigkeit
- ◢ Kritikfähigkeit
- ◢ Loyalität
- ◢ Selbstkritik
- ◢ Teamfähigkeit
- ◢ Toleranz

**Bereich 5: Methodenkompetenz**
- ◢ Analysefähigkeit
- ◢ Einsatz von Lern- und Arbeitstechniken
- ◢ Informationsverhalten
- ◢ Koordinationsfähigkeit
- ◢ Organisationsfähigkeit
- ◢ Problemlösungsverhalten
- ◢ Projektmanagement
- ◢ Zeitmanagement

Je mehr Eigenschaften Ihre Mitarbeiterinnen in den aufgeführten Bereichen besitzen, desto besser lässt sich die Patientenzufriedenheit gestalten, da alle Voraussetzungen vorhanden sind, patientenorientiert zu arbeiten.

**Führungsstil.** Wann immer Sie mit Ihren Mitarbeiterinnen während des Praxisalltages zusammentreffen, entstehen Führungssituationen, praktizieren Sie Führung. Die Art, in der Sie dies tun, ist Ihr Führungsstil. In Arztpraxen finden sich – in variierender Ausprägung – vier Führungsstilgrundformen (vgl. Tab. 3.3).

Ihre Mitarbeiterführung ist erfolgreich, wenn Sie vier Voraussetzungen beachten:

- ◢ Verständigung: Reden Sie mit Ihren Mitarbeiterinnen!

Führung kann nur reibungslos funktionieren, wenn Sie regelmäßig Informationen mit Ihren Mitarbeiterinnen austauschen. Auf diese Weise wird es erst möglich, dass das Personal Ihre Ziele und die von Ihnen bevorzugten Wege zur Zielerreichung auch kennt. Doch an dieser Stelle stößt man auf ein Problem, das vor allem die Mitarbeiterinnen im-

**Tab. 3.3:** Führungsstilformen

| Bezeichnung | Charakteristika | Häufigkeit des Einsatzes in Arztpraxen | Charakterisierung des Erfolges |
|---|---|---|---|
| Autokratischer Führungsstil | Der Praxisinhaber trifft die Entscheidungen und teilt sie seinen Mitarbeiterinnen mit | In ca. 35% der Arztpraxen | Je größer der Mitarbeiterstamm, desto geringer der Erfolg |
| Paternalistischer Führungsstil | Der Praxisinhaber trifft die Entscheidungen und „verkauft" sie seinen Mitarbeiterinnen so, dass sie diese verstehen und bereitwillig akzeptieren | In ca. 30% der Arztpraxen | Mittelgroß, da das Prinzip sehr schnell durchschaubar ist |
| Beratender Führungsstil | Der Praxisinhaber bespricht anstehende Entscheidungen mit seinen Mitarbeiterinnen, nimmt deren Meinungen auf und entscheidet auf dieser Grundlage | In ca. 25% der Arztpraxen | Groß, da die Balance zwischen Autorität und Partizipation gewahrt bleibt |
| Partizipativer Führungsstil | Der Praxisinhaber bespricht die zu treffenden Entscheidungen mit seinen Mitarbeiterinnen und trifft gemeinsam mit ihnen die daraus resultierenden Entschlüsse | In ca. 10% der Arztpraxen | Mittelgroß bis groß, in Abhängigkeit von der Schnelligkeit, mit der Entscheidungen getroffen werden können |

mer wieder beklagen: Der Chef redet nicht mit ihnen. Natürlich überspitzt die Formulierung die Realität, denn gesprochen wird schon eine Menge, aber über viele Dinge fühlen sich die Mitarbeiterinnen einfach gar nicht oder nur unzureichend informiert. Und die Chefs? Die sind eigentlich der Meinung, ihre Ziele verdeutlicht zu haben oder erwarten von ihren Mitarbeiterinnen, dass sie die Ziele und Anforderungen kennen („Das liegt doch auf der Hand, was sollte denn wohl sonst in diesem Fall geschehen?"). Dies ist aber häufig nicht der Fall und/oder das Personal mag auch nicht nachfragen, wie Dinge gemeint sind („Der hält mich doch für blöd, wenn ich das jetzt frage."). Aus diesem Nicht-Miteinander-Reden entsteht die Ärger- und Frust-Spirale. Anforderung und Wirklichkeit stimmen in der späteren Umsetzung nicht überein, sowohl Arzt als auch Mitarbeiterin glauben sich im Recht. Sanktionen werden angedroht, unver-

meidliche Pannen in anderen Bereichen kommen hinzu, jeder ärgert sich, und das Betriebsklima verschlechtert sich. Den Patienten entgeht die aufkommende Gereiztheit nicht, und sie fühlen sich unangenehm berührt, vor allem, wenn der ein oder andere von situativen Auswirkungen, z.B. einem unfreundlichen Umgangston, betroffen wird.

◢ Delegation: Verteilen Sie die Arbeit auf mehrere Schultern!

Jedes Mal, wenn Sie Ihren Mitarbeiterinnen Aufgaben übertragen, die diese eigenständig ausführen sollen, delegieren Sie. Ein solches Vorgehen ist aus zwei Gründen sinnvoll: Zum einen können Sie gar nicht alles allein machen, dafür reicht Ihre Arbeitskapazität nicht aus. Mithilfe der Delegation können Sie sich entlasten und sich auf andere Dinge Ihrer Arbeit konzentrieren. Zweitens können Sie über das Delegationsprinzip motivieren, denn Delegation wertet die Mitarbeiterinnen auf. Die Arbeit Ihrer Mitarbeiterinnen wird durch fünf Grundmotive bestimmt, die personenindividuell unterschiedlich stark ausgeprägt sind: Sicherheit, Anerkennung, soziale Repräsentanz, Selbstbestätigung und Selbstverwirklichung. Über die Delegation von Aufgaben können Sie das Streben Ihrer Mitarbeiterinnen nach Erfüllung dieser Motive unterstützen. Der Inhaber einer großen dermatologischen Fachpraxis, der über eine permanente Arbeitsüberlastung klagte, entgegnete auf die Frage nach seinem Delegationsverhalten: „Aber ich delegiere doch, und meine Mitarbeiterinnen sind dennoch unzufrieden." Eine genauere Betrachtung der übertragenen Aufgaben machte deutlich, warum in seinem Fall die Delegation kontraproduktiv war. Bei den überantworteten Aufgaben gab er weder einen Teil seines Kompetenzbereiches ab, noch hatten die Mitarbeiterinnen einen eigenen Entscheidungsspielraum oder konnten Eigeninitiative entfalten.

Alles wurde bei der „Übergabe" der Aufgaben strikt vorgeschrieben, und von den Mitarbeiterinnen wurde eine Aufgabenerfüllung „gemäß Muster" verlangt. Die Konsequenzen waren: Die Aufgaben wurden zwar erfüllt, bei jeder Abweichung vom „Normalfall" wandten sich die Mitarbeiterinnen aber wieder an den Chef, um sich eine neue „Parole" abzuholen. Neben dieser Dauerbelastung schuf sich der Mediziner einen Mitarbeitertypus, der wenig Eigeninitiative besaß und sein Tagespensum lediglich abarbeitete.

Nur wenn die o.a. Punkte mit den übertragenen Aufgaben verbunden werden, entsteht ein motivatorischer Effekt, in allen anderen Fällen handelt es sich lediglich um eine „Schein-Delegation".

Selbstverständlich bedeutet das nicht, dass Sie nun Aufgaben vollständig „aus der Hand" geben müssen. Sie definieren nach wie vor die Ziele von Aufgaben oder sprechen diese mit Ihren Mitarbeiterinnen ab, ein Vorgehen, das auch dem „Sicherheitsstreben" Ihres Personals entgegenkommt. Darüber hinaus müssen Sie prüfen, inwieweit die Anforderung der zu delegierenden Aufgabe mit den Fähigkeiten der ausgesuchten Mitarbeiterin übereinstimmt. Nur wenn es zu keiner Über- oder Unterforderung kommt, entwickelt sich aus der Umsetzung der übertragenen Aufgabe ein Gefühl der Selbstverwirklichung.

◢ Zusammenarbeit: Stimmen Sie sich ab!
Ihre Mitarbeiterinnen werden über sehr verschiedene Fähigkeiten und Erfahrungen verfügen. Die eine ist vielleicht sehr kommunikativ, kann gut mit Patienten und Problempatienten umgehen, die andere ist eher still und zurückhaltend, aber ein Organisationsgenie, die dritte seit Jahrzehnten „im Job" und „mit allen Wassern gewaschen". Diese unterschiedlichen Bedingungen führen auch zu sehr verschiedenen Einzelinteressen. Um Ihre Praxis optimal zu führen, müssen Sie die Zusammenarbeit Ihrer Mitarbeiterinnen im Sinne einer Kooperation fördern. Hierfür benötigen Sie fünf Dinge:

- von allen Mitarbeiterinnen getragene, verbindliche Ziele und Grundsätze für die Arbeit Ihrer Praxis,
- eine klare Absprache, mit welchen Mitteln und auf welchen Wegen diese Ziele zu erreichen sind,
- eine eindeutige Festlegung der jeweiligen Kompetenzbereiche und Entscheidungsspielräume,
- eine Regelung zum kontinuierlichen Informationsaustausch und
- die Bereitschaft aller Mitarbeiterinnen, sich in den so definierten Rahmen einzupassen.

◢ Motivation: Setzen Sie für Ihre Mitarbeiterinnen Anreize!
Funktionieren Kommunikation, Delegation und Kooperation, ist die vierte Voraussetzung erfolgreicher Mitarbeiterführung, die Motivation als positives Einwirken auf die

Arbeitsbereitschaft Ihrer Mitarbeiterinnen, zum großen Teil schon gesichert. Sie entsteht durch die Kombination von drei Bausteinen:
- der Selbstmotivation, die Ihre Mitarbeiter sozusagen „von Haus aus" mitbringen,
- der Arbeitsmotivation, die sich aus ihrer Tätigkeit ableitet, sowie
- der Teammotivation, die sich aus der Zusammenarbeit mit Ihnen und den Kolleginnen ergibt.

Ziel der Mitarbeiterführung in der Arztpraxis ist die Mitarbeiterzufriedenheit. Ist diese sehr ausgeprägt, macht nicht nur allen die Arbeit mehr Spaß und alles geht einfach leichter, sondern auch die Patientenzufriedenheit wird nachhaltig positiv beeinflusst.

Da der größte Anteil der Praxisleistung durch Sie und Ihre Mitarbeiterinnen erbracht wird, prägt Ihr Verhalten untereinander und den Patienten gegenüber ganz entscheidend das Betriebsklima und damit die Praxisatmosphäre. Zufriedene Mitarbeiterinnen besitzen eine Ausstrahlung, die von den Patienten als angenehm empfunden wird, die Zusammenarbeit zufriedener Mitarbeiterinnen schafft eine Umgebung, in der sich alle wohlfühlen.

Dies macht deutlich, dass die immer wieder anzutreffende Annahme, nur mit Geld sei ein Praxisteam zu Höchstleistungen zu bringen, nicht stimmt. Gehaltserhöhungen und Prämien sind – wohldosiert – sinnvoll, wirken aber immer nur kurzfristig. Und was bringt die höchste Prämie, wenn der Weg dorthin, die tägliche Arbeit, eine Qual bedeutet? Spitzenleistung – um in der Begriffswelt der Führungsliteratur zu bleiben – entsteht vor allem durch eine motivationsfördernde Arbeitskultur.

**Basisentscheidungen zur Praxisorganisation**
Nicht nur die Patientenkommunikation prägt das Dienstleistungsdesign und beeinflusst die Patientenzufriedenheit, sondern auch die mit der Terminvereinbarung verbundene grundsätzliche Praxisorganisation. Sie besteht aus der Aufbau- und der Ablauforganisation. Die Aufbauorganisation umfasst alle Regelungen, die mit der strukturellen Gestaltung Ihrer Organisation verbunden sind. Hierzu zählen die Arbeitsplätze Ihrer Praxis, auch als Stellen bezeichnet, sowie die hierarchische Ordnung der Stellen untereinander und zu Ihnen. Die Ablauforganisation bezieht sich auch auf die Prozesse, die zwischen den Stellen stattfinden, wie z.B. Information und Kommunikation. Die Organisation steht in engem Zusammenhang zur Führung, denn die Ziele der Organisation liegen nicht nur in der reinen Aufgabenerfüllung, sondern auch in der Motivation der Mitarbeiterinnen (Stichwort „Arbeitsqualität"), da diese nachhaltig die Qualität der Aufgabenerfüllung beeinflusst.

Eine effiziente Praxisorganisation beruht auf fünf Prinzipien:

◢ Arbeitsteilung
Da die Arbeit in einer Praxis sehr komplex und umfangreich ist, kann sie nicht von einer Person allein ausgeführt werden. Erfolgt die Aufteilung der Gesamtaufgabe in Teilaufgaben und werden diese an die Mitarbeiterinnen in Einklang mit ihren individuellen Fähigkeiten übertragen, resultiert hieraus eine hohe Wirtschaftlichkeit der Aufgabenerfüllung.

Praxisanalysen zeigen allerdings immer wieder, dass die Praxisarbeit zwar aufgeteilt ist, die Teilaufgaben aber nicht auf die Fähigkeiten der Mitarbeiterinnen abgestimmt werden („Das wird sie schon lernen."). Das Ergebnis ist eine insgesamt unzureichende Aufgabenerfüllung und Frustration aufgrund von Über- oder Unterforderung. Abhilfe schaffen die Definition von Arbeitsbereichen und die Entwicklung der Mitarbeiterfähigkeiten im Hinblick auf ihre Aufgaben.

◢ Koordination

Je komplexer oder umfangreicher die Praxisgesamtaufgabe ist, desto weniger lassen sich die Aufteilung der Arbeiten und die Aktivitäten der einzelnen Mitarbeiterin überblicken. Deswegen ist es notwendig, Koordinationsmaßnahmen einzuführen, die alle Arbeiten im Hinblick auf die Arbeitsziele zusammenführen. Hierzu stehen verschiedene Mechanismen zur Verfügung, begonnen bei Arbeitsanweisungen bis hin zu Durchführungsbestimmungen oder Abstimmungskonferenzen. In der Realität bleibt die Koordination der Aktivitäten meist dem „freien Spiel" überlassen, der Praxisinhaber geht davon aus, dass die Mitarbeiterinnen schon auf eine ausreichende Abstimmung achten werden. Besser ist deshalb, zusammen mit den Mitarbeiterinnen ein Koordinationssystem aufzubauen, dessen Funktionalität regelmäßig im Rahmen von Praxisbesprechungen überprüft wird.

◢ Strukturierung

Sind die Arbeiten aufgeteilt und koordiniert, muss entschieden werden, wie die Mitarbeiterinnen bezüglich ihrer Kompetenzen untereinander und in Bezug auf den Praxisinhaber angesiedelt sind. In Arztpraxen findet sich üblicherweise eine sog. Einfachunterstellung, d.h. alle Mitarbeiterinnen sind dem Praxisinhaber unterstellt und haben gegenseitig keine Weisungs- oder Entscheidungskompetenzen. Hierdurch kommt es zu einer starken Überlastung des Praxisinhabers, da er nicht nur arbeiten, sondern gleichzeitig noch seine Mitarbeiterinnen führen muss. Hilfreich ist deshalb die Einführung einer Zwischenhierarchie, zumindest einer „Büroleitung", die vor allem operative Aufgaben der Tagesarbeit für den Praxisinhaber erledigt.

◢ Delegation

Die Arbeitszeit des Arztes muss so weit wie möglich auf seine medizinische Arbeit ausgerichtet sein. Das bedingt die Übertragung möglichst vieler, nicht ärztlicher Arbeiten an die Mitarbeiterinnen. Zwar äußern viele Praxisinhaber den Wunsch nach einer solchen Konzentration und Entlastung, kümmern sich dann aber doch um eine Vielzahl delegierbarer Details, da sie befürchten, die Kontrolle zu verlieren. Deshalb ist es wichtig, Aufgaben stufenweise an die Mitarbeiterinnen zu übertragen. So kann nicht nur getestet werden, inwieweit sie fähig sind, diese Möglichkeit produktiv zu nutzen, sondern auch, inwieweit der Arzt den Praxisbetrieb tatsächlich „aus der Hand" verliert.

◢ Formalisierung

„Nichts verklingt schneller als das gesprochene Wort." Allzu oft kommt es zu Situationen, in denen der Praxisinhaber meint, doch alles klar und deutlich mit den Mitarbeiterinnen besprochen zu haben, aber dennoch werden die Besprechungsinhalte nicht berücksichtigt oder nur unzureichend umgesetzt. Ein wesentlicher Grund – neben unklaren Anweisungen und geringer Eindeutigkeit von Entscheidungen – ist der geringe Formalisierungsgrad in Arztpraxen. Stellenbeschreibungen, Ablaufpläne oder Protokolle zu Praxisbesprechungen existieren nur in den seltensten Fällen. Werden schriftlich fixierte organisatorische Ablaufpläne, Stellenbeschreibungen und Besprechungsprotokolle eingeführt, entfallen Auslegungs- und Interpretationsspielräume, die immer wieder zu Missverständnissen und Konflikten führen.

**Basisentscheidungen zur Patientenkommunikation**

Die gesamte Praxisarbeit basiert auf der Kommunikation mit den Patienten: Terminvereinbarung, Information über den Praxisablauf, Diagnostik, Therapie, Administration, Rezeptausstellung – überall muss mit den Patienten gesprochen werden. Grundsätzlich stehen Ihnen und Ihren Mitarbeiterinnen hierbei zwei Kommunikationsstile zur Verfügung: der direktive und der partizipative. Am häufigsten wird in Arztpraxen der direktive Stil verwendet. Er drückt sich in einem starken Anweisungscharakter aus („Sie nehmen …", „Sie sollten …", „Sie gehen …") und schließt mögliche Rückfragen, Einwände oder die Äußerung von Bedenken seitens der Patienten weitgehend aus. Das spart Zeit, ermöglicht eine hohe Patientenfrequenz und erleichtert die Praxisplanung. Doch diesen Vorteilen steht eine Reihe von Nachteilen gegenüber: So ist in Praxen, in denen die direktive Kommunikation praktiziert wird, die Compliance der Patienten deutlich geringer als in anderen Praxen. Da kaum Fragen gestellt werden können, treffen die Patienten ihre eigene Entscheidung, ob sie der Therapieempfehlung des Arztes oder den Hinweisen der Helferinnen folgen. So sind negative oder zumindest unbefriedigende Resultate vorprogrammiert. Beim Folgetermin sind dann Arzt und Patient enttäuscht und eine Negativ-Kommunikation beginnt („Warum haben Sie nicht …", „Sie hätten doch …" etc.), die auf Dauer dazu führen kann, dass der Patient die Praxis verlässt.

Wesentlich mehr Vorteile bietet der partizipative Kommunikationsstil. Er ist auf einen Dialog mit den Patienten angelegt, im Laufe dessen alle Fragen gleich beantwortet werden. Inhaltlich kann das Team seine Therapie- und Verhaltensanweisungen als Empfehlungen deklarieren. Der Nachdruck, Patienten im eigenen Interesse zu bestimmten Handlungen zu veranlassen, ist bei dieser Kommunikationsform nicht weniger ausgeprägt als beim direktiven Stil, lediglich die Form ist anders. Auch die Bedenken, man brauche deutlich mehr Zeit für die Patientenbetreuung, können durch die Ergebnisse von Arbeitsanalysen zerstreut werden. Auf jeden Fall bewirkt der partizipative Patientenkommunikationsstil eine deutlich höhere Compliance und damit zufriedenere Patienten, die ihre Zufriedenheit via Mund-zu-Mund-Propaganda auch an Dritte weitergeben.

Konkret umgesetzt wird der partizipative Stil durch folgende Verhaltensweisen:

◢ Konzentrieren Sie sich, wenn Sie mit Ihren Patienten sprechen, ganz auf diese, und führen Sie keine Arbeiten „nebenbei" aus.

◢ Lächeln Sie viel, und versuchen Sie, hierdurch ein positives Kommunikationsklima zu schaffen.

◢ Stellen Sie den Patienten häufig Fragen, weil es ihnen das Gefühl gibt, intensiv betreut zu werden.

◢ Hören Sie aufmerksam zu, und machen Sie sich während der Patientengespräche u.U. Notizen, um den Patienten zu zeigen, dass Sie sich intensiv auf sie einstellen.

◢ Fallen Sie Patienten nicht ins Wort, und unterbrechen Sie nur bei Ausuferungen deren Redefluss.

◢ Antworten Sie immer überlegt, und vermeiden Sie abwimmelnde oder beruhigende Standardformulierungen.

◢ Versuchen Sie, mit wenigen Worten das Wesentliche zu sagen.

◢ Überprüfen Sie sich regelmäßig gegenseitig im Team hinsichtlich einer patientengerechten Sprache.

◢ Verwenden Sie weder einen Befehlston noch seien Sie übertrieben freundlich.

◢ Formulieren Sie möglichst immer positiv.

◢ Stehen Sie jederzeit zur Beantwortung von Fragen der Patienten zur Verfügung, auch wenn diese sich erst später im Anschluss an den Praxisbesuch ergeben und dann z.B. telefonisch gestellt werden.

◢ Nehmen Sie jede Frage von Patienten gleich wichtig.

◢ Verwenden Sie für Ihre Patienten immer eine angemessene Kommunikation (keine „Verniedlichungen", keine „kumpelhaften" Anreden o.Ä.).

◢ Vermitteln Sie Ihren Patienten das Gefühl, dass sie mitentscheiden können, was wie mit ihnen geschieht.

◢ Achten Sie bei allen Informationen und Erklärungen auf Verständlichkeit.

## 3.3.2 Terminvereinbarung

### Praxisbekanntmachung

Eine wesentliche Voraussetzung, dass Patienten überhaupt mit Ihrer Praxis einen Termin vereinbaren – abgesehen von Stammpatienten –, ist die Praxisbekanntmachung. Hierfür stehen Ihnen unpersönliche Instrumente, d.h. Informationsmedien, und persönliche, d.h. Informationsmaßnahmen, die Sie selbst durchführen oder an denen Sie beteiligt sind, zur Verfügung. Grundsätzlich gilt: Je mehr Informationen Patienten über Ihre Praxis im Vorfeld eines Besuches erhalten, desto größer ist die Anfangszufriedenheit und desto gewogener ist ihre Einstellung Ihrer Praxis gegenüber.

### Adressverzeichnisse

Zu den Informationsmedien zählen

◢ das Telefonbuch,

◢ das Branchenbuch,

◢ das Telefaxbuch sowie

◢ Internet-Adressverzeichnisse.

Bei diesen Informationsmedien spielt vor allem das Praxisdesign, d.h. die Präsentation der Praxis durch Farben und Formen, im Vordergrund, da die Möglichkeiten der Patientenkommunikation auf Fachrichtung, Adresse sowie Telekommunikationsnummern beschränkt sind.

Aufgrund der Vielzahl von Einträgen sollten Sie unter dem Aspekt des Praxisdesigns auf jeden Fall die Kosten einer Hervorhebung bzw. Gestaltung Ihres Praxiseintrags prüfen. Eine Markierung in Ihrer Praxisfarbe oder die Verwendung Ihres Praxislogos geben Ihrem Eintrag eine besondere Note und heben ihn ab. Stehen mehrere gleichwertige Praxen (z.B. hinsichtlich der regionalen Erreichbarkeit) für einen Patienten zu Wahl, ist die Wahrscheinlichkeit, dass er Kontakt zu einer Praxis mit gestaltetem Eintrag aufnimmt, deutlich höher. Schon in dieser frühen Stufe können Sie mithilfe des Dienstleis-

tungsdesigns Patienten auf sich aufmerksam machen und Ihre Praxis in die engere Auswahl bringen.

### Anzeigen

Ein weiteres Informationsmedium zur Gestaltung der Patientenkommunikation sind Anzeigen. Hierbei ist natürlich nicht an großformatige Werbeanzeigen in der Tageszeitung zu denken, sondern an kleinformatige, aber dennoch auffällige Anzeigen, mit denen eine Praxisübernahme, ein Praxisumzug, Praxisferien oder das Jubiläum einer Mitarbeiterin angekündigt oder eine neue Mitarbeiterin gesucht werden. Dies alles sind Anlässe, in der Regionalpresse präsent zu sein und sich in Erinnerung zu bringen. Gemäß veränderter Musterberufsordnung dürfen Sie sogar ohne einen dieser Gründe in Tageszeitungen Anzeigen zu Ihrer Praxis schalten. Hierbei ist es natürlich nicht möglich, über die eigenen Leistungen zu informieren, aber das ist auch nicht das Ziel. Vielmehr geht es darum, den für die Arztauswahl so wichtigen Designaspekt „Sympathie" über die Medienpräsenz zu kommunizieren. Das gelingt Ihnen z.B., wenn Sie und Ihr Team einer Kollegin zum Geburtstag gratulieren, vielleicht sogar mit einem Foto der gesamten Belegschaft. Auf diese Weise schaffen Sie es, positive Assoziationen mit Ihrer Praxis zu verbinden: Hier geht es freundschaftlich und fröhlich zu. Dann liegt es nahe, dass auch die Patienten sehr gut behandelt werden. So wird mancher Leser das in einer solchen Anzeige zum Ausdruck kommende positive Betriebsklima auf die Praxis-Patienten-Beziehungen übertragen und sich überlegen, das nächste Mal diese Praxis aufzusuchen.

Derartige Anzeigenschaltungen tragen aber auch zur Stammpatientenbindung bei. Eine Reihe von Patienten benötigte vielleicht schon seit längerer Zeit keinen Arztkontakt und ist deshalb über die Urlaubsregelungen nicht informiert. Den Abdruck im Regionalteil der Tageszeitung empfinden sie als umsichtig und patientenorientiert, das Designziel ist erreicht.

**Praxis-Homepage**

Ihre Kontaktchance erhöhen Sie weiter, wenn Sie über einen Internetauftritt verfügen, auf den Sie in den Informationsmedien hinweisen. Galt eine Internet-Homepage für niedergelassene Ärzte noch vor zwei bis drei Jahren als überflüssige Spielerei, ist der Praxisauftritt im Internet inzwischen fast ein Muss geworden. Die Ursachen hierfür sind vielfältig: kostengünstige und leicht handhabbare Onlinezugänge, eine sich immer weiter entwickelnde Akzeptanz und Verbreitung des Internets in Bevölkerung und medizinischen Fachkreisen sowie die immer komfortableren und zeitsparenderen Möglichkeiten, eigene Internetauftritte umzusetzen. Hinzu kommt die ständig größer werdende Anzahl von Internetnutzern, die sich auch für Gesundheitsthemen interessieren. Für sie ist die Tatsache, dass „ihre" Arztpraxis im Netz vertreten ist, inzwischen ein Beleg für Professionalität und Zukunftsorientierung des jeweiligen Praxisinhabers. Wenn Sie diese Attribute für Ihre Praxis in Anspruch nehmen wollen, kommen Sie an einer Homepage für Ihre Praxis nicht vorbei.

Die Bedeutung einer eigenen Internetpräsenz nimmt für Arztpraxen sogar überproportional zu. Im Mittelpunkt stehen hierbei nicht nur die genannten Imagegesichtspunkte, sondern auch die gezielte Unterstützung und Stimulierung von Weiterempfehlungen. Zufriedene Patienten geben ihre positiven Eindrücke über einen Arzt an Freunde, Verwandte, Bekannte und Arbeitskollegen weiter. Kann zusätzlich auf die Internetpräsenz der empfohlenen Praxis verwiesen werden, entsteht für den potenziellen Patienten ein Gesamtbild, das die Besuchsbereitschaft wesentlich erhöht.

In Bezug auf das Dienstleistungsdesign hängt die Qualität einer Praxis-Internetpräsentation entscheidend davon ab, inwieweit es Ihnen gelingt, die spezifische Kompetenz Ihrer Praxis, die Positionierung, herauszustellen. Hierzu gehört im Bereich der Patientenkommunikation nicht nur die Darstellung Ihres Leistungsspektrums, sondern vor allem die Betonung des Nutzens, warum Patienten gerade in Ihre Praxis kommen sollen.

Die Punkte „Wer sind wir?" und „Was wir Ihnen bieten können" gehören aber leider in Arztauftritten inhaltlich immer noch zu den „Stiefkindern". Doch was hilft die beste Gestaltung, wenn die Inhalte im Vergleich zu anderen Arzt-Homepages austauschbar sind? Hier liegt im Übrigen die eigentliche Gestaltungsarbeit, da die Formulierung der Inhalte in einen schmalen Grad zwischen Gewolltem und Erlaubtem eingepasst werden muss.

Tabelle 3.4 zeigt die wichtigsten Gestaltungsmerkmale von Praxis-Internetpräsentationen sowie die von mir ermittelten Bedeutungen der einzelnen Merkmale für die Nutzer von Arzt-Homepages.

**Pressearbeit**

Ein von niedergelassenen Ärzten bislang erst in geringem Umfang genutztes Instrument zur Gestaltung des Dienstleistungsdesigns ist die Pressearbeit. Sie bezieht sich in erster Linie auf regionale Medien, kann aber auch – je nach Einzugsgebiet einer Praxis – auf den überregionalen Bereich ausgeweitet werden. Voraussetzung für den Einsatz dieses Instrumentes ist, dass etwas Berichtenswertes zur Praxis existiert. Dabei kann es sich um spezielle Leistungen handeln, die die Praxis anbietet, aber auch um ein Jubiläum, z.B., dass die Praxis seit nunmehr 60 Jahren in der dritten Generation am Ort besteht, oder um ein Seminar, das Sie in Ihren Praxisräumen anbieten.

Die Pressearbeit eignet sich hervorragend, das eigene Dienstleistungsdesign zu kommunizieren, zumal Sie es nicht selbst tun müssen, sondern Dritte diese Darstellung übernehmen.

Zur Übermittlung der relevanten Informationen an die Presse existieren verschiedene Wege:

**Tab. 3.4:** Übersicht der Gestaltungsmerkmale von Praxis-Internetauftritten

| Gestaltungs-bereiche | Gestaltungs-merkmale | Gestaltungsinhalte | Wichtigkeit für die Nutzer 0 = vollkommen unwichtig 1 = absolut wichtig |
|---|---|---|---|
| Praxisdarstellung | Besucher-ansprache | Arzt/Ärzte | 0,86 |
| | | Mitarbeiterinnen | 0,74 |
| | | Kooperationspartner | 0,28 |
| Praxisdarstellung | Qualitäts-indikatoren | Gebäude und Umgebung | 0,42 |
| | | Empfangsbereich | 0,74 |
| | | Praxis-Innenansicht | 0,91 |
| | | Wartezimmer | 0,96 |
| | | Untersuchungszimmer | 0,84 |
| | | Arztzimmer | 0,78 |
| | | Praxis-Alltagsszenen | 0,40 |
| | | Medizintechnische Geräte | 0,33 |
| | | Sonstiges (Kinderspielecke etc.) | 0,72 |
| Praxisdarstellung | Informationen | Praxisadresse | 0,77 |
| | | Fachrichtung/Zusatzbezeichnung | 0,74 |
| | | Zusatzqualifikationen | 0,89 |
| | | Telefon und Telefax | 0,73 |
| | | Handy | 0,31 |
| | | Beruflicher Werdegang | 0,86 |
| | | E-Mail-Adresse | 0,56 |
| | | Sprechstunden | 0,92 |
| | | Erreichbarkeit außerhalb Sprechzeiten | 0,93 |
| | | Telefonsprechstunde | 0,39 |
| | | Hausbesuche | 0,83 |
| | | Wiederholungsrezepte | 0,62 |
| | | Art der Terminvereinbarung | 0,92 |
| | | Lageskizze der Praxis | 0,82 |

◢ Pressemeldung
Der einfachste Weg zur Information der Presse ist eine Notiz (maximal eine DIN-A4-Seite). Um in der Flut täglich in Redaktionen eingehender Meldungen beachtet zu werden, sollte Ihre Pressemeldung möglichst kurz und prägnant formuliert sein. Zudem empfiehlt es sich, zusammengehörende De-

tailinformationen inhaltlich und formal zu einzelnen Abschnitten zusammenzufassen. Hilfreich ist auch die Bereitstellung von Fotos und Abbildungen.

◢ Pressegespräch
Hierfür werden Journalisten der infrage kommenden Medien in die Praxis zu einem in-

formellen Gespräch eingeladen, im Laufe dessen die Anwesenden über relevante Sachverhalte informiert werden. Die Atmosphäre ist sehr persönlich und bietet vor allem die Möglichkeit eines intensiven und individuellen Informationsaustauschs.

◢ Die Pressebesichtigung

Geht es Ihnen vor allem darum, z.B. ein in der Region einzigartiges medizintechnisches Gerät oder ein neues OP-Verfahren zu präsentieren, eignet sich die Pressebesichtigung besonders. Die Besichtigung sollte kompetent begleitet werden, und es ist hilfreich, wenn Ihre Mitarbeiterinnen für Fragen und Fotos zur Verfügung stehen.

◢ Das Interview

Das Interview ist nichts Anderes als ein Pressegespräch, jedoch nur mit einem Journalisten. Eine Variante ist das Rundfunkinterview im Lokalradio.

◢ Reportage

Hat das zu vermittelnde Thema einen hohen Aufmerksamkeitswert, bietet sich auch die Durchführung einer Reportage an. Ihr Vorteil ist, dass – über den eigentlichen Anlass hinaus – die Praxis als Ganzes eine Würdigung findet und auf diese Weise besonders gut profiliert werden kann.

**Vorträge**

Ein sehr effizientes, aber auch zeitintensives Dienstleistungsdesigngestaltungsinstrument sind Vorträge vor Patienten (persönliche Informationsmaßnahmen). Krankenkassen, Selbsthilfegruppen oder Sportvereine suchen ständig nach Ärzten in ihrem lokalen Umfeld, die Patienten verständliche Informationen zu Krankheitsbildern vermitteln. Und kein anderes Marketinginstrument bietet Ihnen die Möglichkeit, sich mit Ihrer Persönlichkeit und Ihrem Fachwissen potenziellen Patienten so direkt zu präsentieren wie zu diesem Anlass.

Vorträge können Sie natürlich auch in Ihrer Praxis halten, wenn die räumlichen Möglichkeiten dies zulassen. Zielgruppe sind zum einen Ihre eigenen Patienten, u.U. zusammen mit deren Angehörigen. Wenn Sie z.B. Patienten mit der gleichen Erkrankung – beispielsweise Diabetiker – einladen, ergibt sich gleichzeitig eine Entlastung Ihres Arbeitsalltags, da Sie Punkte, die Sie in jedem Patientengespräch erneut ansprechen müssten, nun nur einmal anführen müssen.

**Gestaltung der Patientenzufriedenheit**

Patientenaussagen zur Frage: „Was hat Sie gestört oder worüber haben Sie sich geärgert?"

◢ „Der barsche Befehlston der Arzthelferin am Telefon bei der Anmeldung"

◢ „Telefonische Erreichbarkeit sehr schlecht"

◢ „Kurz angebunden am Telefon"

◢ „Man kann beim Telefonieren die Privatgespräche der anderen Helferinnen mithören"

◢ „Endlose Warteschleife mit langweiliger Musik"

◢ „Telefon ist dauerbesetzt"

Die Terminvereinbarung ist für Neupatienten der erste aktive Schritt, mit Ihrer Praxis Kontakt aufzunehmen und ein persönliches Erscheinen zu vereinbaren. Für Stammpatienten ist sie eher Routine, und auch viele Praxismitarbeiterinnen messen dieser Situation keine große Bedeutung zu. Das führt dazu, dass eine für das Praxismarketing ganz wichtige Gelegenheit in vielen Praxen täglich einfach ungenutzt bleibt.

Die Terminvereinbarung bietet Neupatienten die Möglichkeit, sich ein erstes „Bild" über die Dienstleistungsqualität der Praxis zu machen. Sie nutzen die Signale ihrer Gesprächspartner (Freundlichkeit, Umfang der Informationen etc.), um Rückschlüsse auf die generelle Dienstleistungsqualität des Praxisbetriebs zu ziehen. Bei Stammpatienten trägt ein adäquates Telefon-

**Tab. 3.5:** Gestaltungsdimensionen der Telefonkommunikation

| Einflussfaktoren | Gestaltungselemente |
|---|---|
| Meldezeit-Dauer | (a) Wie lange muss der Anrufer warten, bis sich die Praxis meldet?<br>(b) Erfolgt bei längerer Wartezeit eine Information über den Grund (z.B. in Form einer Ansage, dass alle Leitungen zur Zeit besetzt sind o.Ä.)? |
| Begrüßung | (a) Ist die Art der Begrüßung verständlich und freundlich? (Der Anrufer darf niemals den Eindruck bekommen, lästig zu sein)<br>(b) Wird auf den Anrufer eingegangen (Wird sein Name aufgegriffen)? |
| Auskunftsbereitschaft | (a) Geht der Praxis-Gesprächspartner bereitwillig auf die Fragen des Anrufers ein?<br>(b) Erhält der Anrufer schnell und umfassend Auskunft zu seinem Anliegen? |
| Gesprächsatmosphäre | (a) Schafft der Gesprächspartner eine angenehme Gesprächsatmosphäre?<br>(b) Gibt es störende Hintergrundgeräusche? |
| Meldezeit bei Verbindungen | (a) Wie lange muss der Anrufer warten,<br>– bis die Verbindung hergestellt ist?<br>– bis der gewünschte Partner am Telefon ist?<br>(b) Wie wird die Wartezeit gestaltet (Musik)? |
| Verbindungsqualität | (a) Gelangt der Anrufer direkt zu dem von ihm gewünschten Ansprechpartner?<br>(b) Ist der sich Meldende – wenn er nicht der Ansprechpartner ist – bereits über das Anliegen des Anrufers informiert? |
| Sicherheit der Rückverbindung | (a) Gelangt der Anrufer, falls die Notwendigkeit einer Rückverbindung besteht, schnell zum gewünschten Ziel?<br>(b) Ist der sich Meldende – wenn er nicht der Ansprechpartner ist – bereits über den Grund der Rückverbindung formiert? |
| Verabschiedung | (a) Erfolgt die Verabschiedung ebenso freundlich wie die Begrüßung? |

verhalten dazu bei, einen bereits existierenden – positiven – Eindruck zu verstärken. Ziel des Dienstleistungsdesigns bei der Terminvereinbarung ist die Schaffung eines Eindrucks von Servicequalität. Der Anrufer soll positiv auf die Praxis eingestimmt werden. Folgende Aspekte sind hierbei zu berücksichtigen (vgl. Tab. 3.5):

**Gestaltungsbereich „Praxisdesign".** Das Gestaltungsinstrument des Praxisdesigns in dieser Phase ist die Telefonanlage mit ihren Funktionen. Sie stellt sicher, dass die beiden anderen Gestaltungsbereiche – Praxisorganisation und Patientenkommunikation – überhaupt zum Tragen kommen. Leider wird dem technischen Aspekt der Telefonkommunikation von vielen Praxisinhabern eine zu geringe Bedeutung beigemessen. Auswahlkriterium für ein Praxistelefon sind meist die Kosten, nicht aber die Funktionen und Möglichkeiten, mit denen das Dienstleistungsdesign gestaltet werden kann. Hierzu bedarf es im Idealfall eines eigenständigen Arbeitsplatzes, der über folgende Merkmale verfügen sollte:

◢ Patienten, die sich in der Praxis befinden (Wartezimmer, Empfang), sollten Telefonate nicht mithören können.

◢ Anrufer sollten keine Hintergrundgeräusche aus der Praxis hören.

◢ Der Telefonplatz sollte über eine Hör-Sprech-Garnitur, um beide Hände frei zu haben, verfügen sowie über einen PC mit Druckeranschluss.

◢ Alle notwendigen Formulare (Rezepte, Überweisungen etc.) und Vordrucke für Telefonnotizen bzw. ein praxisinternes E-Mail-System sollten bereitliegen.

◢ Unbedingt notwendig ist der Zugriff auf den Praxisterminkalender, ebenso muss der Arbeitsplatz so eingerichtet werden, dass genügend Platz zum Schreiben vorhanden ist.

◢ Das Telefon muss einen festen Platz haben und sollte an keinem anderen Ort der Praxis verwendet werden (sonst beginnt bei schnurunabhängigen Telefonen schnell das Suchen).

◢ Es ist empfehlenswert, das Praxistelefon als ISDN-Telefonanlage mit mehreren Leitungen auszulegen.

◢ Hilfreich ist die Möglichkeit, eine Warteschleife zu schalten, die mit wechselnder Musik oder Ansagen versehen werden kann. Musik und Ansage müssen unbedingt regelmäßig gewechselt werden.

◢ Achten Sie darauf, die Lautstärke der Telefonklingel diskret, aber gut hörbar einzustellen.

◢ Wählen Sie einen Klingelton, der einen angenehmen Klang hat und auch während des Tages nicht als nervig oder stressig empfunden wird.

◢ Die Ansage des Anrufbeantworters muss akustisch unbedingt sehr gut verständlich, kurz, informativ und prägnant sein.

◢ Alle Mitarbeiterinnen müssen mit den technischen Möglichkeiten der Telefonanlage vertraut (Weiterverbinden, Makeln etc.) sein.

**Gestaltungsbereich „Patientenkommunikation".** „Praxis Dr. Weber, Seibel, guten Tag." Täglich hören Tausende von Patienten derartige Meldungen, wenn sie eine Arztpraxis anrufen. Und täglich sind Hunderte von Praxismitarbeiterinnen bemüht, den in den Telefonaten geäußerten Wünschen und Anforderungen nachzukommen. Auf den ersten Blick erscheint das alles ganz einfach. Doch der ers-

te Blick täuscht. Untersucht man die generelle Zufriedenheit von Patienten mit dem Telefonservice von Arztpraxen, drückt sich diese in einer durchschnittlichen, eher enttäuschenden Schulnotenbewertung von 4,4 aus. Die Patienten können dabei auch genau sagen, welchem Unbehagen sie mit dieser Note Ausdruck verleihen: Da ist zunächst die Abwicklung der Telefonate und Klagen über

◢ lange Wartezeiten, bis sich Praxen überhaupt melden,

◢ häufig besetzte Anschlüsse und die Notwendigkeit, immer wieder neu zu wählen,

◢ das „Verhungern" in Warteschleifen mit monotonen Ansagen und „nerviger" Musik.

Hat man es geschafft, die Praxis „an den Draht" zu bekommen, lässt der Umgang der Ansprechpartner häufig zu wünschen übrig:

◢ Ein barscher, unfreundlicher Ton wird ebenso bemängelt wie

◢ eine Behandlung „von oben herab" oder

◢ eine hektische Gesprächsatmosphäre, in der kaum Zeit für Fragen bleibt.

Als dritter Kritikpunkt werden die Begleitumstände der Telefonate genannt:

◢ laute Hintergrundgeräusche,

◢ Parallelgespräche mit anderen Personen in der Praxis,

◢ Verrichtung von Nebenarbeiten, die z.B. durch das Klappern der PC-Tastatur hörbar sind und den Telefonpartner spürbar vom Gesprächsinhalt ablenken.

Die entscheidende Frage in diesem Zusammenhang ist: Handelt es sich bei diesen Schilderungen um Einzelfälle oder um einen grundsätzlichen Zustand? Beobachtungen des Telefonverhaltens in Arztpraxen zeigen immer wieder die gleichen Probleme und ein insgesamt brachliegendes Optimierungspotenzial. Vor allem folgende Defizite prägen dabei das Bild:

◢ Die wenigsten Praxismitarbeiterinnen nennen bei der Meldung ihren Namen für den Anrufer verständlich.

◢ Die Anrufer werden während der Gespräche nicht mit ihrem Namen angesprochen.

◢ Nach kurzer Zeit stellt sich bei Praxismitarbeiterinnen deutliche Ungeduld ein, und das Sprechverhalten ändert sich (Sprechtempo, Wortwahl, Stimmfarbe).

◢ Kaum eine Mitarbeiterin signalisiert dem Anrufer durch Rück- und Zwischenfragen Interesse.

◢ Praxismitarbeiterinnen verwenden zum großen Teil sog. kalte Abschlusstechniken, vor allem in Form eines Gesprächsabbruchs aus Zeitgründen, z.B. wegen wartender Patienten oder mit dem Hinweis, dass eine telefonische Auskunft zu aufwendig wäre und der anrufende Patient in die Praxis kommen solle.

Doch wie gestalten Sie die telefonische Patientenkommunikation in Ihrer Praxis am besten? Bei der telefonischen Terminvereinbarung muss – wie bei allen anderen Telefonkontakten mit Patienten – der Nutzen des Anrufers im Mittelpunkt stehen, um so einen optimalen Dienstleistungseindruck zu hinterlassen. Anrufe sind keine Störungen, sondern Kontaktchancen für Ihre Praxis.

Ich habe die wichtigsten Aspekte, die für eine gut gestaltete Telefonkommunikation wichtig sind, im folgenden Abschnitt zusammengestellt. Sie gelten für die Phase der Terminvereinbarung ebenso wie für allen anderen Telefonate, die Ihre Mitarbeiterinnen mit Ihren Patienten führen. In manchen Praxen werden die folgenden Punkte praxisintern in Form von Rollenspielen trainiert, andere Praxisinhaber schicken ihre Mitarbeiterinnen, die für das Telefon verantwortlich sind, zu entsprechenden Seminaren.

**Begrüßungsregeln**

Wie sieht eine optimale Begrüßung eines Anrufers aus? Schon für den Gesprächsstart gibt es klare Regeln, die eingehalten werden sollten. Am besten beginnen Ihre Mitarbeiterinnen mit einer der jeweiligen Tageszeit entsprechenden Grußformel („Guten Morgen", „Guten Tag"), gefolgt vom Praxisnamen. Danach nennt die telefonierende Mitarbeiterin nach dem Einschub („Ich heiße", „Mein Name ist") ihren Vor- und Nachnamen. Sollte sie den Namen ihres Gesprächspartners nicht kennen, erfragt sie ihn, ggf. verbunden mit der Bitte, ihn zu buchstabieren. Ebenso fragt sie nach seinem Vornamen.

**Emotionen kontrollieren**

Für die sich anschließenden Gespräche sollten sich Ihre Mitarbeiterinnen bewusst sein, dass ihr emotionaler Zustand – wenn sie ihn nicht kontrollieren – vom Anrufer erkannt wird. Aus diesem Grund sollte vermieden werden, bei Ärger oder Freude schnell zu sprechen, Wortsilben auszulassen oder überdeutlich zu sprechen. Ebenso ist darauf zu achten, in unangenehmen Situationen oder bei Langeweile nicht langsam zu sprechen und die Silben undeutlich zu artikulieren.

**Stimmwechsel**

Hilfreich ist es, die Stimme während der Telefonate im Wechsel dezent zu heben und zu senken, um für den Anrufer durch zurückhaltende Betonungen einen angenehmen Stimmfluss zu erzeugen und Wichtiges herauszustellen.

**Urteile und Routinen vermeiden**

Besonders wichtig ist, sich kein vorschnelles Urteil über den Anrufer und sein Anliegen zu bilden, denn hieraus resultiert ein nur noch oberflächliches Zuhören. Ebenso darf auch nach dem fünfzigsten Telefonat die Begrüßung nicht monoton und „geleiert" wirken.

**Stimmkraft und Stimmklang**
Es sollte immer mit normaler Stimmkraft, weder zu leise noch zu laut gesprochen werden. Der Stimmklang sollte weder genervt, gehetzt oder gestört noch kalt, stur oder desinteressiert wirken. Auch ein ungeduldiger, überfreundlicher oder unpersönlicher Klang sind zu vermeiden.

**Nebengeräusche vermeiden**
Die Übertragungsqualität moderner Telefone führt leider auch dazu, dass Nebengeräusche fast überdeutlich hörbar sind, vor allem das Atemverhalten der telefonierenden Praxismitarbeiterinnen. Ein wichtiger Gestaltungsaspekt ist deshalb die Kontrolle der Atemtechnik. Zu vermeiden sind „beliebte" Reaktionen wie das seufzerartige Ausatmen, wenn ein Anrufer einmal Sachverhalte sehr umständlich darstellt oder Informationen nicht versteht. Ebenso sollten Ihre Mitarbeiterinnen darauf achten, nicht kurz und laut zu atmen, wenn sie einmal in Hektik sind. Besser ist es, einen Augenblick abzuwarten, dreimal tief ein- und auszuatmen, ehe ein Gespräch angenommen wird.

**Sprechgeschwindigkeit**
Eine weitere Gestaltungsgröße ist die Sprechgeschwindigkeit. Sie sollte so gewählt werden, dass durch sie einerseits Ruhe und Ausgeglichenheit vermittelt, andererseits aber auch Schwung und Elan deutlich werden. Als Richtgröße empfiehlt sich ein Tempo, bei dem mit 100 bis 150 Wörtern pro Minute gesprochen wird. Dabei ist natürlich auch das Sprechtempo des Anrufers zu berücksichtigen, dem man sich in Grenzen anpassen sollte, um eine gute Verständigungsbasis herzustellen.

**Artikulierte Aussprache**
Bei Telefonaten werden meist die ersten Silben schlechter erkannt. Deshalb sollten die ersten Worte immer sehr deutlich gesprochen werden. Auch häufiges Versprechen und die Verwendung von Verlegenheitslauten sollten minimal sein. Bei der Gestaltung der Telefonkommunikation kommt es auch auf eine möglichst deutliche Aussprache an, bei der vor allem auch die Wortendungen sehr gut hörbar sind.

**„Weichmacher", „Abschwächer", Reizwörter und „Sprachmarotten" vermeiden**
Ein Kennzeichen guter Telefonkommunikation ist die Vermeidung sog. Weichmacher oder Abschwächer. So ist es besser, statt „Ich könnte Ihnen folgenden Termin anbieten" zu sagen „Ich kann Ihnen folgenden Termin anbieten". Auch sollten Formulierungen wie „eigentlich", „eventuell" und „in der Regel" vermieden werden.

Auch auf Reizwörter wie „trotzdem", „dennoch" und „aber" sollte verzichtet werden.

Ganz besonders negativ wirken auf Patienten sog. Killerphrasen wie z.B. „Sie müssen …", „ Ja, das sagen Sie …", „Sie können doch nicht sagen …", „Aber Sie müssen doch zugeben …", „Unbestritten ist doch …", „Das kann gar nicht sein", „Dafür kann ich doch nichts" oder „Das geht nicht!"

Weitere Gestaltungsaspekte sind die Benutzung einfacher Wörter (z.B. „Frage" statt „Fragestellung", „einfach" statt „unkompliziert"), der generelle Verzicht auf Fremdwörter und eine Formulierung in der Ich-Form statt „Wir" oder „Man".

Immer wieder stößt man bei Praxistelefonaten auf die häufige Verwendung von „Sprachmarotten", („äh", „und", „nicht?") und Mode-Formulierungen („Ich würde sagen", „Ich denke", „Sag ich mal"), die möglichst unterbleiben sollten, da sie den Sprachfluss hemmen und für den Anrufer irritierend wirken.

**Satzbildung**
Gesprächsunterstützend ist eine kurze, prägnante Ausdrucksweise mit möglichst wenig Leerlauf. Das ist durch eine Satzbildung er-

reichbar, die mit kurzen Sätzen, geringer Schachtelungstiefe und konkreten Formulierungen arbeitet. Wichtig ist, dass alle Sätze vollständig und abgeschlossen sind und in einem logischen Bezug zueinander stehen. Zusätzlich müssen natürlich Lexik und Grammatik stimmen.

### Dialoge mit Fragen führen

Die Anruferzufriedenheit wird nachhaltig gefördert, wenn Telefonate als „echte" Dialoge geführt werden. Dabei muss die telefonierende Praxismitarbeiterin die notwendige Führungsrolle im Gespräch nicht aufgeben, wenn sie ihre Gespräche aktiv über Fragen führt, statt auf den Anrufer passiv zu reagieren. Das Gesprächsprinzip „mit Fragen führen" kennen Sie aus Ihrer Patientenarbeit. Es steht für ein Gesprächsverhalten, bei dem Sie durch gezielte Fragen an Ihren Gesprächspartner die aktive Rolle übernehmen und das Gespräch lenken. Diese Lenkung wird jedoch nicht offensichtlich, da Ihr Gesprächspartner ja antworten kann und somit auch wesentliche Gesprächsanteile bestreitet. Als Handwerkszeug stehen die folgenden Fragetechniken zur Verfügung, die Sie für jede Gesprächssituation individuell verwenden und kombinieren können:

◢ Die offene Frage (Beispiel: „Welche Beschwerden haben Sie?")
Mit einer offenen Frage, die immer mit einem „W" beginnt (was, weshalb, warum, wie, wann), werden die Gesprächspartner gebeten, eine Auskunft zu geben. Ziel der Frageform ist, möglichst umfangreiche Informationen zu gewinnen.

◢ Die geschlossene Frage (Beispiel: „Ist bei Ihnen schon einmal eine solche Untersuchung durchgeführt worden?")
Die geschlossene Frage, die immer nur mit einem „Ja" oder „Nein" beantwortet werden kann, wird zur gezielten Ermittlung einer Zustimmung oder Ablehnung eingesetzt.

◢ Die Alternativfrage (Beispiel: „Möchten Sie lieber vormittags oder nachmittags kommen?")
Sie ist darauf ausgerichtet, den Gesprächspartner zu einer Entscheidung zu veranlassen. Sie kann auch durch wertende Zusätze so umgewandelt werden, dass die Entscheidung in eine ganz bestimmte Richtung gelenkt wird. Beispiel: „Möchten Sie lieber vormittags kommen, wenn es bei uns meist sehr voll ist, oder am Nachmittag, wenn es ruhiger ist?"

◢ Die Suggestivfrage (Beispiel: „Sie möchten doch sicherlich nicht lange warten?")
Auch diese Frage dient der Lenkung des Gesprächspartners.

◢ Die rhetorische Frage (Beispiel: „Wer würde sich in dieser Situation wohlfühlen?")
Bei der rhetorischen Frage wird keine Antwort erwartet bzw. eine Antwort ist überflüssig, denn sie ist eine in Frageform gefasste Aussage.

◢ Die Gegenfrage (Beispiel: Frage: „Ist am Montag noch ein Termin frei?" Gegenfrage: „Möchten Sie unbedingt am Montag einen Termin haben?")
Die Gegenfrage wird vor allem in kritischen Gesprächssituationen eingesetzt, um Zeit zu gewinnen oder den Gesprächspartner dazu zu bringen, seine Frage zu präzisieren.

◢ Die Kontrollfrage (Beispiel: „Ist diese Lösung für Sie akzeptabel?")
Diese Frageart dient gleichermaßen der Bestätigung eines Sachverhaltes oder einer Vermutung wie auch der Überprüfung, ob der Gesprächspartner die vermittelten Informationen verstanden hat.

◢ Die Motivationsfrage (Beispiel: „Den Ablauf brauche ich Ihnen als langjährigem Patienten ja sicherlich nicht mehr zu erklären?")

Diese Frageform hat das Ziel, durch die Einbindung von Lob und Anerkennung in eine Frage den Gesprächspartner zu bestimmten Verhaltensweisen oder Aussagen zu bewegen.

### Rückmeldungen geben

Dialogfördernd ist auch die Technik, Gesprächspartnern durch Ausdrücke wie „m-hm" oder „a-ha" Rückmeldungen zu ihren Gesprächsbeiträgen zu geben und damit zu signalisieren, dass man die Inhalte verstanden hat, sie aber nicht bewerten muss. Ist eine Bewertung notwendig, sollte das immer durch eine klare Zustimmung oder Verneinung geschehen.

### Wichtiges zusammenfassen

Bei wichtigen Gesprächsinhalten kann es – in Abhängigkeit vom Gesprächspartner – hilfreich sein, die wichtigsten Resultate des Telefonats mit kurzen Worten zu wiederholen. Dabei sollte immer Übereinstimmung mit dem Anrufer geschaffen werden („Lassen Sie mich das Ganze noch einmal zusammenfassen"). Das vermeidet Missverständnisse und demonstriert gleichzeitig Aufmerksamkeit. Die gleiche Methode – Paraphrasierung genannt – kann auch eingesetzt werden, um Vielredner zu stoppen. Die Anwendung dieser Technik setzt natürlich eine absolute Konzentration der telefonierenden Mitarbeiterin voraus.

Verzichtet werden sollte – auch wenn dies manchmal angebracht erscheint – auf die Vervollständigung der Sätze von Anrufern. Der Gesprächsfluss wird hierdurch kaum gefördert, der Anrufer jedoch verärgert.

Gerade zum Gesprächsende sollte die Zusammenfassung darauf ausgerichtet sein, besonders das Positive des Gesprächs zu betonen, da auf diese Weise der Gesprächsinhalt für den Anrufer besser in Erinnerung bleibt.

### Professionell weiterleiten

Besteht die Notwendigkeit, einen Anrufer weiterzuverbinden, gibt es auch hierfür ein patientenfreundliches Vorgehen: Zuerst sollte dem Anrufer die Weiterverbindung angekündigt werden. Anstelle eines leider immer wieder zu hörenden, barsch-knappen „Moment mal" wird er kurz auf die Notwendigkeit einer Weiterverbindung hingewiesen, verbunden mit der Information, an wen sie erfolgt. Ebenso erfährt der neue Gesprächspartner, wer in der Leitung ist und warum. Kann der Anrufer während des Verbindungsversuches mithören, empfiehlt es sich, die Ankündigung „Am Apparat ist Frau Z." statt „Hier ist eine Frau Z.!" zu verwenden. Ist der Ansprechpartner besetzt, wird das Gespräch zurückgenommen und der Anrufer über eine mögliche Wartezeit informiert bzw. ihm angeboten, dass der Ansprechpartner ihn zurückrufen wird.

### Rückrufe planen

Werden Patienten gebeten, zu einem späteren Zeitpunkt zurückzurufen, sollte die Bitte durch Angabe eines Zeitpunkts oder Zeitraums konkretisiert werden. Wird angeboten, dass die Praxis zurückruft, ist dabei selbstverständlich, dass der avisierte Rückruf auch absolut zuverlässig erfolgt. Die Ankündigung des Rückrufs sollte immer mit einer definitiven Angabe verknüpft sein, wann er erfolgen wird.

### Vielredner stoppen

Es ist wichtig, stets ein paar Standardsätze parat zu haben, um ein Gespräch bei Bedarf schnell zu Ende bringen zu können (z.B. „Mein Chef möchte mich sprechen", „Ich werde von einem Patienten erwartet" oder „Vielen Dank für Ihren Anruf, aber es wartet leider schon ein zweiter Anrufer").

**Harmonischen Abschluss finden**
Am Gesprächsende sollte immer eine nette Formulierung stehen („Ich wünsche Ihnen einstweilen gute Besserung" etc.), die dem Anrufer eine emotionale Rückmeldung gibt.

**Gestaltungsbereich „Praxisorganisation".** In Bezug auf die Terminvereinbarung steht das Bestellsystem im Mittelpunkt des Gestaltungsbereichs „Praxisorganisation", dessen Funktionalität maßgeblich auch die Patientenzufriedenheit beeinflusst.

Das Bestellsystem ist damit eine zentrale Steuerungsgröße der Qualität des Praxismanagements. Von seiner Gestaltung hängt maßgeblich ab, wie

◢ die kapazitäre und zeitliche Belastung des Praxisteams aussieht,

◢ gut Arbeitsproduktivität und Teamsynergie ausgeprägt sind,

◢ individuell angepasst die Patientenversorgung erfolgen kann und

◢ wie zufrieden die Patienten sind.

Ich bin einmal der Frage nachgegangen, mit welchen Bestellsystemen in Arztpraxen gearbeitet wird und wie diese sich auf die Patientenzufriedenheit, aber auch auf das Praxismanagement auswirken. Zu diesem Zweck wurden die Ergebnisse aus 1750 Praxisferndiagnosen ausgewertet. Die Analyseergebnisse zeigen Überraschendes:

◢ Deklarierte Bestellsystem-Typen
62% der Praxisinhaber gaben an, ein striktes Terminsystem zu führen, 12% eine offene Sprechstunde. Die restlichen 26% arbeiteten nach eigenen Angaben mit einer Kombination beider Formen, der sog. halboffenen Sprechstunde.

◢ Das Terminsystem als „Mogelpackung"
Die Detailanalyse der Ferndiagnoseunterlagen, insbesondere der Mitarbeiterangaben, zeigte jedoch, dass in Arztpraxen mit striktem Terminsystem entgegen den Aussagen

der Praxisinhaber 47% mit einer sog. verdeckten halboffenen Sprechstunde arbeiteten, denn das Personal in diesen Praxen schob Patienten ohne Termin, die keine Notfälle waren, in den Ablauf ein, ohne dass die Praxisinhaber hierüber informiert wurden. Wie schnell das „Einschieben" zu Problemen führt, zeigt das folgende Beispiel. „Wir wollten unseren Patienten auch ein bisschen entgegenkommen und haben eine halboffene Sprechstunde eingeführt", beschreibt der Allgemeinmediziner Dr. J. das Organisationsprinzip seiner Praxis. Zwischen 08:00 Uhr und 10:00 Uhr kann jeder Patient in die Praxis kommen, ab 10:00 Uhr werden Termine vergeben. Die Folge: Jeden Tag ärgern sich die Patienten – und auch solche mit Termin – über lange Wartezeiten, und das Personal ist gegen Mittag vollkommen entnervt, denn die Zahl der Patienten, die in die offene Sprechstunde kommen, ist nie kalkulierbar und führt jeden Tag dazu, dass um 10:00 Uhr noch immer unzählige Patienten ohne Termin auf solche mit Termin treffen und alle warten müssen.

Noch detaillierter zeigt ein weiteres Beispiel die erwachsenden Probleme aus dem konkreten Fall einer psychiatrisch-neurologischen Praxis (vgl. Tab. 3.6). Für den Zeitraum zwischen 08:00 Uhr und 09:15 Uhr waren vier Patienten ohne Pufferzeit geplant. Im Anschluss an die lange Konsultation mit Patient A wird seitens der Mitarbeiterin ein Patient eingeschoben. Vermeintlich nur ein kurzer Fall, aber der Arzt muss nun doch eine Viertelstunde auf ihn verwenden. Patient B muss 15 Minuten länger warten und erhält den Terminplatz von Patient C. Im Anschluss an Patient B wird erneut ein Patient eingeschoben („Es ist wirklich nur ganz kurz, ich muss ja auch gleich zur Arbeit."), gefolgt von einem Notfall. Patient C muss ca. 45 Minuten warten, blockiert aber bereits wieder einen neuen Terminplatz.

So setzt sich die Wartespirale – einmal begonnen – immer weiter fort. Kalkuliert man

**Tab. 3.6:** Effekte „eingeschobener" Patienten

|  | 08:00 Uhr | 08:30 Uhr | 08:45 Uhr | 09:00 Uhr | 09:15 Uhr | 09:30 Uhr | 09:45 Uhr |
|---|---|---|---|---|---|---|---|
| **Plan-Termine** | Patient A | Patient B | Patient C | Patient D | Weitere Patienten | | |
| **Ist-Termine** | Patient A | Patient eingeschoben | Patient B | Patient eingeschoben | Notfall | Patient C | Patient D |
|  | **Keine Wartezeit** |  | **15 Minuten Wartezeit** |  |  | **45 Minuten Wartezeit** | **45 Minuten Wartezeit** |

mit ein, dass die Patienten im Durchschnitt 10 bis 15 Minuten vor ihrem Termin in die Praxis gekommen sind, ergeben sich bereits zu Sprechstundenbeginn Wartezeiten von ca. einer Stunde.

Auf ähnliche Werte kommt man auch in Praxen anderer Fachgruppen, in denen die Terminierung in kürzeren Abständen erfolgt, dafür aber mehr Patienten „eingeschoben" werden.

◢ Terminsystem versus halboffene und offene Sprechstunde im Vergleich

Ein striktes, gut strukturiertes Terminsystem ist den offenen und halboffenen Sprechstunden aus einer ganzen Reihe von Gründen eindeutig überlegen:

Bei den halboffenen und offenen Sprechstunden schätzen die Patienten, ohne Anmeldung eine Praxis aufsuchen zu können. Das ist auch das Hauptmotiv (Patientenzufriedenheit, -orientierung), aus denen Ärzte diese Bestellform praktizieren. Die initiale Freude über den unkomplizierten Praxiszugang „vergeht" den Patienten jedoch schnell, da sie oftmals mit langen Wartezeiten konfrontiert werden. Die Praxismitarbeiterinnen stehen zusätzlich vor dem Problem, dass ohne Termin angenommene Patienten sich wie Terminpatienten fühlen und die gleiche Erwartungshaltung an die Länge der Wartezeit (Kürze) haben. Durch das „Einschieben" unangemeldeter Patienten verlängert sich gleichzeitig aber auch die Wartezeit von Terminpatienten. Die Konsequenz ist eine insgesamt eingeschränkte Patientenzufriedenheit, die dem Motiv der Patientenori-

entierung entgegenwirkt und es nicht – wie eigentlich beabsichtigt – fördert. Patienten bewerten es eindeutig höher, termingerecht behandelt zu werden als sich den Praxisbesuchstermin aussuchen zu können.

Bei vergleichbaren Arztgesprächszeiten beurteilen Patienten die subjektiv empfundene Gesprächsdauer und die Zuwendung des Arztes in Terminpraxen deutlich besser als in Praxen mit offenen oder halboffenen Bestellsystemen. Die Zufriedenheitsbewertung in Praxen mit Terminsystem beträgt 1,8, die Zufriedenheitsnote in Praxen ohne Terminsystem lediglich 3,2 (Basis: Schulnotenskalierung, Durchschnittswert). Die Begründung ist sehr einfach: Aufgrund der Planbarkeit des Patientenflusses sind die Ärzte in Terminpraxen entspannter und wirken dadurch zuwendungsorientierter. Zudem kalkulieren sie eine Vorbereitungszeit für jeden Patienten ein und können die Gespräche effizienter führen.

Ein weiterer Aspekt ist, dass die Arbeitsproduktivität in Praxen mit Terminsystem deutlich höher ist als die in anders organisierten Praxen. Legt man eine Kernarbeitszeit zugrunde und vergleicht man nach einzelnen Fachgruppen sortiert den Patientendurchsatz, so werden in Terminpraxen deutlich mehr Patienten in dieser Zeit behandelt, d.h. der Wirkungsgrad der Arbeit in Terminpraxen ist höher. Das liegt u.a. auch daran, dass in Terminpraxen häufig mit verschiedenen Termintypen gearbeitet wird, z.B. Kurz- und Langkontakte, die dann gebündelt werden, wie in Form einer Bagatellsprechstunde. In Nicht-Terminpraxen ist das nicht möglich, die Termintypen wechseln ohne Planung. Gleichzeitig weiß das Personal genau, was zu tun ist, die Zusammenarbeit führt zu einer Synergie der Arbeitskräfte.

Praxen, die ein echtes Terminsystem praktizieren, haben 70% weniger Überstunden als Praxen mit anderen Bestellformen, da die Arbeit weitgehend kalkulierbar ist. Auch die administrativen Arbeiten (Arztbriefe und Gutachten schreiben) werden in Terminpraxen zeitnah erledigt, es „bleibt nichts liegen".

Die genannten Aspekte führen dazu, dass die Stressbelastung von Ärzten und Mitarbeiterinnen in Terminpraxen deutlich geringer ist. So liegt die Stressnote in Praxen mit Terminsystem bei 2,1, in Praxen ohne Terminsystem bei 4,9 (Basis: Schulnotenskalierung, Durchschnittswert, Skalierung: von 1 = „Keine Stressbelastung" bis 6 = „Höchste Stressbelastung"). Diese Tatsache wirkt sich unmittelbar auf das Betriebsklima und die von den Patienten wahrgenommene Praxisatmosphäre aus.

Eine geordnete Arbeitszeit mit klaren Arbeitsstrukturen wirkt sich nicht zuletzt auch auf die Mitarbeiterzufriedenheit aus. Die Zufriedenheitsnote in Praxen mit Terminsystem beträgt 1,7, in Praxen ohne Terminsystem nur 4,2 (Basis: Schulnotenskalierung, Durchschnittswert). Auch die Sinnhaftigkeit der Arbeit wird in Terminpraxen deutlich besser beurteilt, zudem ist die Teamharmonie unter den Mitarbeiterinnen deutlich größer.

Die aufgezeigten Punkte unterstreichen den Wert eines strikten Terminsystems, nicht nur im Hinblick auf die Patientenzufriedenheit, sondern auch in Bezug auf die Arbeitsproduktivität des Praxisteams.

Ein weiterer Gestaltungsaspekt des Dienstleistungsdesigns und der Patientenzufriedenheit ist die Kontinuität am Telefon: Wenn möglich, sollten eine Mitarbeiterin oder dieselben zwei Mitarbeiterinnen im Wechsel für das Telefon abgestellt werden. Hierdurch

entsteht wirkliche Telefonprofessionalität. Zu dieser Professionalität gehört das konsequente Erfragen von Sachverhalten, die eine Einschätzung des für die Patientenbetreuung benötigten Zeitbedarfs ermöglichen. Besitzt eine Mitarbeiterin hierin Übung, kann sie Wesentliches zu einem effizienten Praxisbetrieb beitragen und alle Abläufe steuern. Hieraus resultiert eine hohe Patientenzufriedenheit, da die Wartezeiten minimiert und alle für jeden Patienten notwendigen Vorkehrungen rechtzeitig getroffen werden können. Das wird dadurch erreicht, dass am Telefon bereits deutlich gemacht werden kann, dass ein Erscheinen in der Praxis ohne Termin keinen Sinn hat. Hierdurch lässt sich die Anzahl der ungeplanten Patienten, die kein Notfall sind, deutlich einschränken („Wir bereiten dann alles für Sie vor, bitte seien Sie bei diesem Termin ganz besonders pünktlich, weil …").

Nicht alles kann direkt am Telefon geklärt werden, in manchen Fällen sind Rückfragen notwendig, oder es muss auf Untersuchungsergebnisse gewartet werden. Um Kosten zu sparen, verzichten viele Praxen auf Rückrufe und bitten die Patienten, ihrerseits erneut anzurufen. In Anbetracht des hohen Wettbewerbs unter den Telefonanbietern und der Möglichkeit, Flatrates abzuschließen, ist dieses Vorgehen aber heute nicht mehr notwendig. Zudem verschenkt man ein hohes Maß an zeitlicher Gestaltungsfreiheit, da Rückrufe in Abhängigkeit von der eigenen Arbeitsorganisation und der Verfügbarkeit der notwendigen Informationen geplant erfolgen können. Bei Rückrufen lässt sich steuern, wann sie erfolgen, bei Anrufen nicht. Überdies ist mit einer sehr hohen Rückruftreue ein hoher Marketingeffekt erzielbar. Um ihn zu erreichen, müssen lediglich akribisch genaue Rückruflisten erstellt werden.

Ein besonders wichtiges Gestaltungsmerkmal der Telefonkommunikation ist, dass die Mitarbeiterin, die einen Anruf entgegennimmt, genau weiß, welche Zusagen sie Anrufern geben kann, da sie ihren Entscheidungsspielraum kennt. Direkte und kompetente Auskünfte sind ein wichtiger Faktor für zufriedene Patienten. Ebenso muss geregelt sein, wer bei Angelegenheiten, die nicht in den Entscheidungsspielraum der telefonierenden Mitarbeiterin fallen, angesprochen werden muss bzw. kann. In diesen Gestaltungskreis gehört auch eine eindeutige Prioritätenregelung, welche Anrufer als „VIP-Personen" auf jeden Fall zum Praxisinhaber durchgestellt werden dürfen, welche Anrufer auf jeden Fall von ihm fernzuhalten sind, welche Informationen an wen herausgegeben werden dürfen und wer in welchen Fällen an andere Mitarbeiter in der Praxis weiterverbunden werden darf.

Im Praxisalltag kommt es – besonders in Stoßzeiten – häufig vor, dass sehr viele Patienten auf einmal die Praxis betreten und parallel das Telefon bedient werden muss. Für diese Situationen sollte eine Regelung getroffen werden, welche Kollegin wann unterstützend am Empfang mithilft.

### 3.3.3 Empfang

Patientenaussagen zur Frage: „Was hat Sie gestört oder worüber haben Sie sich geärgert?"

◢ „Manche Arzthelferinnen ignorieren einen zunächst, wenn man an der Anmeldung steht, ein ‚Einen Moment bitte' würde schon genügen"

◢ „Massenandrang, der ohne System abgewickelt wird"

◢ „Hektische Atmosphäre, nichts ist koordiniert"

◢ „Der Dame am Empfang fehlt der Überblick"

◢ „Die PC-Eingabe ist wichtiger als ein nettes Wort"

◢ „Schrecklich finde ich, dass Voruntersuchungen auch am Empfang durchgeführt werden"

Das Ziel der Gestaltung des Empfangs ist, für Ihre Patienten eine beruhigende, entspannende, Angst abbauende Atmosphäre zu schaffen. Der Empfang knüpft an den im Telefonat initiierten Patientenkontakt an und setzt die bislang über die Praxis gewonnenen bzw. entwickelten Eindrücke in die Realität um. Die Rezeption darf jedoch nicht allein unter dem Patientenzufriedenheitsaspekt gesehen und gestaltet werden, sondern auch unter Funktionalitäts- und Arbeitsproduktivitätsgesichtspunkten. Hier wird eine Vielzahl administrativer und organisatorischer Leistungen erbracht, von deren Qualität der gesamte Praxisarbeitsprozess entscheidend abhängt. So ist ein optimierter Empfang immer ein Kompromiss zwischen Patientenorientierung und Funktion.

Da der Empfang und die übrigen Praxisräume eine möglichst homogene Einheit bilden sollten, beziehen sich die Aspekte der Gestaltung des Praxisdesigns nicht nur auf den Empfang, sondern auf alle Praxisräume.

**Gestaltungsbereich „Praxisdesign"**
**Außeneindruck der Praxis.** Neupatienten versuchen, sich mithilfe sog. Sekundärindikatoren ein Bild über die Leistungsqualität von Arztpraxen zu verschaffen. Neben dem Telefonkontakt ist das Gebäude, in dem sich die Praxis befindet, ein zweiter dieser Indikatoren. Aber auch Stammpatienten beeinflusst der Außeneindruck der Praxisimmobilie. Stehen z.B. der Außeneindruck (negativ) und die Dienstleistungsqualität (positiv) in einem starken Gegensatz, können schon leichte Minderungen der Dienstleistungsqualität, z.B. die unfreundliche Behandlung durch eine Mitarbeiterin, den Gesamteindruck der Praxis überproportional negativ beeinflussen.

Leider ist der Außeneindruck einer Praxis in den meisten Fällen nur indirekt durch den Praxisinhaber selbst beeinflussbar. Dennoch sollte bei gravierenden Verschmutzungen, Verunstaltungen oder baulichen Mängeln der Immobilie das Gespräch mit dem Vermieter bzw. Eigentümer gesucht und Abhilfe geschaffen werden. Folgende Aspekte haben für das Dienstleistungsdesign Bedeutung und stellen damit Prüfpunkte der Gestaltung dar:

Verkehrstechnische Gegebenheiten
◢ Ist die Praxis mit öffentlichen Verkehrsmitteln gut erreichbar?
◢ Gibt es eine Haltestelle in der Nähe der Praxis?
◢ Gibt es ausreichend Parkplätze in der unmittelbaren Umgebung Ihrer Praxis?
◢ Ist ein Taxi schnell rufbar?
◢ Kommen die Taxifahrer in Ihre Praxis und holen die Patienten ab?
◢ Können Fahrräder problemlos und sicher in unmittelbarer Nähe Ihrer Praxis abgestellt werden?

Praxisgebäude
◢ Ist das Haus, in dem sich Ihre Praxis befindet, in einem guten baulichen Zustand?
◢ Ist die Fassade zeitgemäß und ansprechend?
◢ Ist die Fassade frei von Graffiti-Malereien oder Fetzen angeklebter Plakate?
◢ Sind die Mülltonnen sichtgeschützt untergebracht?
◢ Ist der Hauseingang gut sichtbar und schnell zu finden?
◢ Ist das Haus ohne größere Behinderung begehbar (keine oder nur wenige Stufen, ausreichend breit)?
◢ Ist der Hauseingang gut beleuchtet?
◢ Ist das Praxisschild gut sichtbar am Hauseingang angebracht?
◢ Ist die Klingel für Ihre Praxis eindeutig beschildert?
◢ Weist der Klingelblock eine einheitliche Beschilderung auf?
◢ Ist das Klingelschild gut lesbar (Großbuchstaben für ältere Patienten)?
◢ Wird stets darauf geachtet, dass die Beleuchtung im Hausflur funktioniert?

◢ Wird der Hausflur gut ausgeleuchtet?
◢ Macht der Hausflur einen gepflegten Eindruck?
◢ Wird der Hausflur regelmäßig gereinigt?
◢ Werden Prospekte und alte Zeitungen regelmäßig entfernt?
◢ Herrscht ein neutraler Geruch im Hausflur?
◢ Sind der Eingangsbereich und das Treppenhaus ruhig?
◢ Ist die Praxis durch den Hausflur bequem erreichbar (breite Treppe, ggf. Fahrstuhl)?
◢ Ist der Praxiszugang auch für Behinderte geeignet, ggf. mit einem Rollstuhl befahrbar?
◢ Ist der Zugang zu Ihren Praxisräumen im Treppenhaus gut ausgeschildert?
◢ Ist das Praxistürschild gut sichtbar?
◢ Besteht für Kinderwagen oder Rollstühle außerhalb der Praxis genügend Platz zum Abstellen?
◢ Ist der Boden-/Treppenbelag des äußeren Eingangsbereichs rutschfest?
◢ Existiert eine professionelle Schmutzfangmatte vor dem Praxiseingang?
◢ Verfügen Sie über eine Tür-Gegensprechanlage (z.B. für Patienten, die Hilfe benötigen, um in die Praxis zu kommen)?

Als zweites Element bestimmt das Praxisschild den Qualitätseindruck. Folgende Gestaltungspunkte sind hierbei zu beachten:
◢ Erkennbarkeit (Positionierung an der Fassade)
◢ Aktualität der Angaben
◢ Sauberkeit
◢ Keine überklebten oder handschriftlich ergänzten Angaben

Bei Bedarf sollte die Außenbeschilderung durch eine Innenausschilderung ergänzt werden. Auch hierbei sind die o.a. Kriterien zu beachten.

**Inneneindruck der Praxis.** Mehr noch als die Außenwirkung prägt der Inneneindruck das

Bild der Patienten über Ihre Praxis. Über Defizite im Außenbereich sehen Patienten u.U. noch hinweg, da ihnen klar ist, dass sie durch Sie und Ihr Team nur begrenzt beeinflussbar sind. Der Inneneindruck hingegen wird eindeutig Ihnen zugeordnet. Der folgende Prüfkriterienkatalog gibt Ihnen einen Überblick, auf welche Punkte es ankommt:

Eingangstür

◢ Ist sichergestellt, dass kein Durchzug entsteht, wenn die Eingangstür geöffnet wird?

◢ Schließt die Eingangstür selbstständig?

◢ Schließt die Eingangstür leise?

◢ Ist die Eingangstür in einem einwandfreien Zustand (ohne Griffspuren, kein abgeblätterter Lack)?

Empfangsbereich

◢ Können sich im Empfangsbereich mehrere Patienten gleichzeitig aufhalten, ohne dass ein Eindruck zu großer Enge entsteht?

◢ Besteht am Empfang die Möglichkeit, Taschen abzustellen, ohne dass diese im Weg stehen?

◢ Ist ausgeschlossen, dass Patienten am Empfang vertrauliche Unterlagen und Informationen (Computer) einsehen können?

◢ Sind Empfang und Wartezimmer voneinander vollständig abgetrennt, sodass Gespräche am Empfang von wartenden Patienten nicht mitgehört werden können?

Praxisräume

◢ Sind die Praxisräume für die Patienten gut überschaubar?

◢ Ist das Raumangebot so bemessen, dass kein Gefühl der Enge entsteht?

◢ Sind alle Räume auch für Behinderte gut erreich- und betretbar?

◢ Sind die Räume hell und freundlich ausgeleuchtet (keine dunklen Zonen)?

◢ Sind die Räume nach außen schallisoliert (z.B. Straßenlärm)?

◢ Sind die Räume zueinander schallisoliert?

◢ Wird die Praxis regelmäßig gelüftet?

◢ Wird darauf geachtet, dass in den Räumen kein Zug entsteht?

◢ Sind die Praxisräume jahreszeitlich passend temperiert (im Sommer kühl, im Winter warm)?

◢ Wird darauf geachtet, dass die Räume nicht zweckentfremdet werden (z.B. Aktenablage in Untersuchungszimmer)?

◢ Sind alle Räume gut sicht- und lesbar ausgeschildert?

◢ Werden alle Räume nach jedem Patienten wieder aufgeräumt?

◢ Schließen die Türen zu allen Räumen selbstständig?

◢ Sind alle in der Praxis aufgehängten Bilder gerahmt?

◢ Ist die Praxiseinrichtung funktionell, wirkt aber dabei nicht „kalt"?

◢ Ist die Praxis frei von „Stolperfallen" (z.B. durch lose Teppiche oder Kabel)?

◢ Liegen alle elektrischen Leitungen unter Putz?

◢ Existieren Putz- und Reinigungs-, Hygiene- und Abfallbeseitigungspläne?

◢ Wird die Praxis spätestens jedes zweite Jahr renoviert?

Ergänzend haben sich folgende Gestaltungsregeln für den Empfang bewährt:

◢ Wählen Sie eine Türklingel – soweit diese benötigt wird – mit einem möglichst angenehmen und dezenten Klang; evtl. kann der Klang auch durch ein Lichtsignal ersetzt oder ergänzt werden.

◢ Alle Mitarbeiterinnen sollten darauf achten, dass die Rezeption sich stets in einem sauberen und aufgeräumten Zustand präsentiert. Frühstücksbrote, Cola-Dosen und Pralinenschachteln sind ebenso unangebracht wie aufgetürmte Aktenordner oder Zeitungsstapel. Der Hintergrund: Ordnung ist für Patienten ein Qualitätsindikator und wird mit Assoziationen wie „geordneter Ablauf" und „systematisches Arbeiten" verbunden.

◢ Ein Blumenstrauß oder ähnliche, an die Jahreszeit angepasste dezente Dekorationen schaffen eine angenehme, freundliche Atmosphäre.

◢ Die gesamte Belegschaft sollte Namensschilder tragen. Dadurch wird es für die Patienten leichter, auch unbekannte Mitarbeiterinnen anzusprechen.

◢ Vermeiden Sie „Behörden-Tresen", an denen Patienten als Bittsteller auftreten und durch eine schmale Öffnung mit den Mitarbeiterinnen sprechen müssen. Schaffen Sie eine offene Atmosphäre, achten Sie jedoch gleichzeitig auf den Datenschutz (abgewandte PC-Bildschirme, keine offen ausliegenden Patientenunterlagen).

◢ Organisatorisch sollten Sie den Empfang – wie den Praxisbetrieb generell – so gestalten, dass hektische Betriebsamkeit nach Möglichkeit vermieden wird.

◢ Achten Sie auf den Zustand des Bodens, der Wände und der Möbel. Beschädigungen und Verunreinigungen sollten umgehend beseitigt werden. Setzen Sie nach Möglichkeit warme Farben ein.

◢ Ganz wichtig ist ein helles, freundliches Licht. Es nimmt den Patienten Berührungsängste und wirkt einladend. Auch für den Arbeitsbereich des Personals ist eine helle Beleuchtung wichtig.

◢ Schaffen Sie für Ihre Patienten eine Diskretionszone, sodass sie – ohne die Mithörmöglichkeit Dritter – ihr Anliegen schildern können.

◢ Achten Sie auf saubere Kleidung Ihres Personals.

Ein eigener Gestaltungsbereich ist die Patiententoilette, die leider in vielen Praxen vernachlässigt wird. Aber auch ihre Wirkung beeinflusst das Image Ihrer Praxis und kann die Patientenzufriedenheit positiv oder negativ

beeinflussen. Wichtigste Grundregel: Die Toilette muss sauber und ordentlich sein. Das können Sie nur durch regelmäßige Kontrolle erreichen. Nur die wenigsten Patiententoiletten verfügen über einen Kleiderhaken, er ist aber unbedingt notwendig, um Jacken oder Taschen aufzuhängen. Toilettenpapier und Einmalhandtücher sollten immer ausreichend und in guter Qualität vorhanden sein; die Überprüfung der Bestückung ist Teil der regelmäßigen Kontrolle. Hilfreich ist zudem eine gezielte Beduftung der Toilette.

## Gestaltungsbereich „Patientenkommunikation"

Ohne dass überhaupt ein Wort gesprochen ist, vermittelt eine Fotowand mit Bildern, Namen und Funktionsbezeichnungen des gesamten Praxisteams einen positiven Ersteindruck und hilft vor allem neuen Patienten bei der Orientierung. Am besten ergänzen Sie die Fotowand durch die Auslage von Praxis-Visitenkarten. Dieses Medium wirkt in der Aufzählung der Praxiskommunikationsmöglichkeiten zunächst eher unscheinbar, da es durch seine Größe in der Mitteilungsfunktion deutlich limitiert ist. Das ändert sich jedoch schlagartig, wenn Sie nicht in der Dimension der „klassischen" Visitenkarte denken, sondern eine Klappkarte konzipieren. Und schon verfügen Sie über den Platz, auch Ihr Leistungsspektrum und vielleicht sogar ein Foto zu integrieren. Zudem schaffen Sie ein Dauerwerbemittel, da Klappkarten deutlich seltener weggeworfen werden als die Normalform.

Nichts schafft so schnell und nachhaltig eine positive Atmosphäre und Patientenzufriedenheit wie ein freundlicher Empfang:

◢ der Blickkontakt, der zeigt, dass der ankommende Patient wahrgenommen wurde

◢ das Lächeln als mimische Vorbegrüßung und positive Einstimmung

◢ die eigentliche Begrüßung (mit Vorstellung der Mitarbeiterin bei Neupatienten)

◢ die positive Sprache zur Schaffung einer angenehmen Gesprächssituation

◢ die persönliche Anrede des Patienten

Die freundlichste Begrüßung allein aber schafft noch keinen nachhaltigen Zufriedenheitseffekt. Patienten erwarten ebenso eine professionelle Auskunft, wie sich der Praxisaufenthalt weiter gestalten wird und was sie als Nächstes tun sollen. Aus diesem Grund ist unbedingt darauf zu achten, dass am Empfang nur Mitarbeiterinnen arbeiten, die mit den verschiedenen, durch die einzelnen Patienten und ihre Behandlung entstehenden Situationen souverän umgehen können. Sie sollten die notwendigen organisatorischen Schritte ebenso kennen wie die aktuelle Belegungssituation der Praxis und müssen natürlich über die Kompetenz verfügen, situationsadäquat zu agieren.

Ebenso sollten sie in der Lage sein, „klassische" Aktionsüberschneidungen zu bewältigen, beispielsweise, wenn sie sich mitten in einem Telefonat mit einem Patienten befinden und ein weiterer Patient die Praxis betritt. Nur wenige Mitarbeiterinnen reagieren in dieser Situation richtig und geben dem Patienten – um ihn zu begrüßen – ein bittendes Zeichen mit dem Kopf oder der Hand, heranzutreten bzw. sich – wenn eine Möglichkeit hierfür vorhanden ist – zu setzen. Eventuell unterbrechen sie das Telefonat kurz, um ihn zu begrüßen. Als Grundregel sollte in Ihrer Praxis gelten: Kein Patient steht an der Rezeption, ohne dass er zumindest begrüßt wurde. Ebenso darf keine Mitarbeiterin, wenn Patienten die Praxis betreten, wegsehen oder vorgeben, besonders beschäftigt zu sein.

Das Verhalten Ihrer Mitarbeiterinnen beim Empfang – und natürlich auch während des gesamten Aufenthaltes – hat eine direkte Wirkung auf den Eindruck, den Patienten über ihren Stellenwert in Ihrer Praxis erhalten. Personen, für die man eine Dienstleistung erbringt, lässt man nicht warten, sondern schenkt ihnen seine ungeteilte Aufmerksamkeit. Ausschweifende Privatgespräche in Gegenwart von Patienten, Radiomusik am Empfang und „ignorierende Geschäftigkeit" sind deshalb auf jeden Fall zu vermeiden. In diesem Zusammenhang ist es hilfreich, mit den Mitarbeiterinnen eine Praxisbesprechung in Form einer Kreativsitzung unter dem Motto „Der optimale Patientenempfang" durchzuführen. Tragen Sie mit Ihrer Belegschaft zusammen, welche Faktoren wichtig sind, und entwickeln Sie für verschiedene Standardsituationen – z.B. wenn ein Patient die Praxis betritt, während die Mitarbeiterin am Empfang telefoniert – Vorgehensweisen, die Empfangssituation patientenorientiert zu gestalten.

Vor allem die Sprache Ihrer Mitarbeiterinnen trägt dazu bei, die Empfangssituation patientenorientiert zu gestalten:

◢ Ihre Mitarbeiterinnen sollten konsequent darauf achten, das Wort „muss" zu vermeiden. Statt zu sagen: „Sie müssen uns noch Ihre Versichertenkarte bringen" bietet sich die Formulierung „Bitte bringen Sie uns noch Ihre Versichertenkarte" an.

◢ Beschuldigungen, selbst wenn sie von der Sache her zutreffend wären, sollten nach Möglichkeit unterbleiben. Statt „Das haben Sie wohl falsch verstanden" ist es besser zu sagen „Wahrscheinlich habe ich mich nicht ganz deutlich ausgedrückt, ich meine ..."

◢ Ihre Mitarbeiterinnen sollten sich angewöhnen, immer in der Gegenwart zu sprechen. Das bedeutet z.B., statt „Wie war noch einmal Ihre Telefonnummer?" fragen sie besser „Welche Telefonnummer haben Sie?"

◢ Wenig patientenorientiert sind auch „Bankrottphrasen", etwa: „Das ist jetzt sehr ungünstig, wir haben ganz viel zu tun." In einer solchen Situation empfiehlt sich, diplomatisch zu antworten: „Für die Klärung Ihrer Frage ist etwas mehr Zeit nötig, kann ich Sie später zu

Hause anrufen, wenn es etwas ruhiger bei uns ist?"

◢ Natürlich gibt es auch Situationen, in denen Patienten ablehnende Auskünfte gegeben werden müssen. Das ist unumgänglich, die Ablehnung des Patientenanliegens kann aber mit drei Techniken in ihrer Negativwirkung deutlich gemildert werden. Die erste Technik besteht darin, Ablehnungen immer mit Erklärungen zum Ablehnungsgrund zu verknüpfen. Die Aussage „Die Folgeuntersuchung können wir heute nicht mehr durchführen" klingt barsch und abweisend, die Variation „Leider können wird die Folgeuntersuchung heute nicht mehr durchführen, da Frau Doktor gleich einen Hausbesuch machen muss" hat die gleiche Ablehnung zum Inhalt, nun aber für den Patienten verständlich und nachvollziehbar. Bei der zweiten Technik wird ein „Nein" in positive Redewendungen verpackt. Statt „Herr Doktor ist zurzeit nicht zu sprechen" sagt man „Herr Doktor ist ab … Uhr wieder zu sprechen" oder statt „Dafür bin ich leider nicht zuständig" formuliert man „Zuständig ist meine Kollegin, Frau …". Natürlich gibt es auch Fälle, in denen keine positive Umformulierung möglich ist. Dann kommt die dritte Technik, die Verwendung einer angepassten Wortwahl, zur Anwendung. Hierbei verwendet man z.B. statt des Wortes „warten" (negativ) das Wort „gedulden" (positiv).

◢ Kommunikation wird patientenorientiert, wenn die Aktionen und Arbeiten, die Ihre Mitarbeiterinnen für Ihre Patienten ausführen, als Hilfen „deklariert" werden. Die Aussage „Da kann ich Ihnen nicht helfen" wird zu diesem Zweck umformuliert in „Für diesen Bereich ist Frau S. zuständig, ich hole sie eben" und statt „Ja, das kann ich machen" wird gesagt „Ich kümmere mich persönlich um Ihr Anliegen". Ebenso kann die Frage „Wann

passt es Ihnen?" patientenorientierter in die Aussage „Ich kann Ihnen folgende Termine anbieten" umgewandelt werden.

◢ Ein wichtiger Punkt ist die Konkretisierung von Gesprächsinhalten. Statt zu sagen „Kommen Sie später noch einmal vorbei" bietet sich beispielsweise die Formulierung an „Am besten kommen Sie um 15:00 Uhr noch einmal vorbei".

◢ Gerade wenn es hektisch zugeht oder eine Kollegin fehlt, kann es bei bester Ablauforganisation zu Informationsdefiziten kommen. Die müssen leider häufig die Patienten „ausbaden", da Mitarbeiterinnen, die nicht die vollständigen Informationen besitzen, sich im Recht glauben und das die Patienten auch spüren lassen. Häufig werden dann Formulierungen wie „Das kann gar nicht sein" oder „Das haben wir noch nie gemacht" benutzt und der Patient zum „Dummen" gemacht, selbst wenn er im Recht ist. Darum ist es immer besser, sich selbst zunächst einmal zu informieren und den Patienten um etwas Geduld zu bitten: „Bitte warten Sie einen Augenblick, ich höre eben bei meiner Kollegin nach."

◢ Kompetenz bedeutet nicht, alles zu wissen. Dennoch lässt sich auch bei Nichtwissen Kompetenz verbal demonstrieren. Also sagen Ihre Mitarbeiterinnen nicht „Das weiß ich leider nicht", sondern „Das werde ich für Sie klären" oder „Ich hole meine Kollegin, Frau Z., die Ihnen das genau erklären kann". Grundsätzlich sollte zudem vermieden werden, in solchen Situationen falsche Kompromisse einzugehen, etwa mit der Aussage „Ich will mal sehen, was ich für Sie tun kann". Zwar ist ein Patient dann kurzfristig zufriedengestellt, doch in der Regel erweist sich eine solche Vertröstung später als Bumerang, der die Patientenzufriedenheit negativ beeinflusst. Besser ist, nur das zuzusagen, das später auch eingehalten werden kann.

Weitere Gestaltungsaspekte für den Empfang der Patienten:

◢ Es wirkt besonders patientenorientiert, wenn Ihre Mitarbeiterinnen Tatsachen als Fragen formulieren. Dazu wandeln sie z.B. die übliche Antwort „Dazu kann Sie der Doktor am besten informieren" einfach um in „Darf ich Sie gleich zum Doktor bringen? Der kann Ihnen am besten weiterhelfen".

◢ Vermieden werden sollten Befehle und Anordnungen. Wird einem Patienten gesagt „Sie müssen dann heute Nachmittag pünktlich um 15:00 Uhr hier sein!", ist dies weit weniger nachhaltig als die gleiche Aussage in einer patientenorientierten Auskleidung „Wir bereiten alles so vor, dass wir pünktlich um 15:00 Uhr mit Ihrer Behandlung beginnen können."

**Gestaltungsbereich „Praxisorganisation"**

Ein erster Gestaltungsaspekt bezieht sich auf die Frage, ob – in Abhängigkeit von der Praxisgröße – ein oder zwei Mitarbeiterinnen fest am Empfang arbeiten oder ob ein kontinuierlicher Wechsel aller Mitarbeiterinnen stattfindet. Das Wechsel- oder Rotationsprinzip – das sich natürlich nicht nur auf den Empfang beschränkt – wird von vielen Ärzten präferiert, da sie der Meinung sind, auf diese Weise ihre Mitarbeiterinnen motivieren zu können (Verhinderung von Monotonie). Wichtiger ist ihnen allerdings, dass es bei Ausfall einer Mitarbeiterin – sei es durch Krankheit oder Kündigung – zu keinen Pannen und Unterbrechungen kommt. Doch ist eine derartige „Prävention für den Ernstfall" auch effizient und produktiv? Um Aufgaben wirklich gut erfüllen zu können, muss man sie perfekt beherrschen. Hierzu benötigt man nicht nur die entsprechenden Fähigkeiten, sondern muss sich relevante Erfahrungen im Zeitablauf einer sog. Lernkurve aufbauen. Im Zuge eines Rotationsprinzips verhindern zwei Dinge den Aufbau der Lernkurve. Zum einen werden die Mitarbeiterinnen auch in

Bereichen eingesetzt, die sie von ihren Grundvoraussetzungen gar nicht beherrschen. Die z.B. eher kontaktscheue Mitarbeiterin, die in Buchhaltung, Schriftverkehr und Leistungserfassung sehr gut ist, wird sich am Empfang äußerst unwohl fühlen und diese Aufgabe auch nicht gut erledigen. Zum Zweiten erfolgt die Übernahme der einzelnen Aufgabenbereiche immer in bestimmten Abständen, sodass es oftmals gar nicht möglich ist, aus Fehlern oder Erfolgen überhaupt zu lernen.

Vergleicht man Praxen, in denen eine Mitarbeiterin fest für Empfang, Terminverwaltung und Telefon zuständig ist, mit solchen, die das Rotationsprinzip favorisieren, so finden sich im erstgenannten Fall deutlich weniger innerbetriebliche Probleme. Hier warten die Patienten vergleichsweise am kürzesten, die Praxisinhaber geben an, wesentlich entlastet zu werden, und auch der innerbetriebliche „Frieden" ist deutlich besser, da es nicht – wie oft bei der Rotation – zu Situationen kommt, in denen Fehler gemacht wurden und eine Mitarbeiterin die Schuld auf die andere schiebt.

Und der „Sand kommt sehr schnell ins Getriebe": Mitarbeiterin 1 hat z.B. telefonisch einen Termin angenommen, muss aber sofort nach Beendigung des Telefonats in einen Behandlungsraum und nimmt sich vor, die Terminvereinbarung nach Rückkehr an den Empfang einzutragen. Mitarbeiterin 2 löst sie ab, nimmt ebenfalls einen Termin an und bucht ihn auf den vermeintlich freien Zeitraum. Mitarbeiterin 1 kehrt zurück, die Doppelbuchung fällt auf, man diskutiert, wie verfahren werden soll, und beschließt – leider läuft es in der Realität so – nichts zu tun („Da muss Herr S. eben ein paar Minuten warten").

Kommt an dem betreffenden Tag noch ein ungeplanter Patient oder ein Notfall dazwischen, ist im Ablauf bereits „der Wurm drin" und das Chaos vorprogrammiert. Die Ursachenforschung („Wie konnte das denn passieren?") bleibt ergebnislos, eine Ursachenvermeidung ist ebenfalls nicht möglich.

„Ja, schön und gut, aber was ist, wenn diese Kraft die Praxis verlässt? Dann bricht alles zusammen", werden Sie vielleicht denken. Aber kaufen Sie kein Auto, weil es irgendwann einmal eine Panne haben könnte? Existiert ein professionelles Personal- und Führungsmanagement, ist die Personalfluktuation in Arztpraxen äußerst gering. Zudem verlassen Mitarbeiterinnen ihren Arbeitsplatz ja nicht „über Nacht", sodass immer noch genügend Zeit ist, eine vernünftige Übergabe zu organisieren.

Und noch ein weiterer Zusammenhang sollte betrachtet werden: Praxen, die mit dem Rotationsprinzip arbeiten, nutzen bestenfalls 60% ihres Effizienz- und Produktivitätspotenzials, Praxen mit festen Aufgabenzuordnungen liegen deutlich bei 90% (mehr ist insgesamt auch gar nicht möglich, da hier Menschen arbeiten und keine Maschinen).

Ein zweiter Gestaltungsaspekt des Empfangs ist die dort herrschende Arbeitsatmosphäre. Sie sollte weitgehend frei von Hektik sein. Patienten erwarten in erster Linie Ruhe und geordnete Abläufe, eine hektische Atmosphäre gleich zu Beginn des persönlichen Kontaktes wirkt sich negativ auf das Bild der Patienten über die Praxis aus. Die Ausgeglichenheit der Arbeitsabläufe wird zum einen durch die persönliche Arbeitsweise jeder Ihrer Mitarbeiterinnen geprägt, viel mehr jedoch durch eine gut durchdachte Arbeitsorganisation. Aus diesem Grund ist es empfehlenswert, einmal jährlich eine Organisationsanalyse durchzuführen, um die Effizienz des Arbeitsflusses zu erhöhen, denn erfahrungsgemäß schleichen sich immer wieder Verhaltensweisen und Regelungen ein, die den Arbeitsfluss hemmen, ohne dass es von den Beteiligten registriert wird. Hierfür benötigen Sie keine externe Hilfe, sondern können eine solche Untersuchung mithilfe einfacher „Bordmittel" in Form einer Arbeitsanalyse umsetzen. Mit ihrer Hilfe lassen sich Aufbau- und Ablauforganisation, Bestellsystem und ärztliches Zeitmanagement mit der Patientenstruktur überprüfen und synchronisieren. Die Umsetzung erfolgt am einfachsten mithilfe eines Patientenlaufzettels, auf dem alle Arbeiten für die Dauer einer Woche nach Art, Dauer und Verantwortlichem/Ausführendem dokumentiert werden. Diese Datenbasis gibt Ihnen ein Abbild Ihrer Arbeitsprozesse, die dann optimiert werden können. Durch die Zusammenführung aller Daten entsteht ein mehrdimensionales Abbild der Praxisarbeitsabläufe. Hieraus wird u.a. erkennbar,

- was in der Praxis geschieht, während Sie Patientengespräche führen,
- in welchem Umfang und mit welchen Konsequenzen z.B. unangemeldete Patienten die Abläufe beeinflussen,
- welche Aufgaben die Mitarbeiterinnen mit welcher Arbeitsauslastung ausführen (Grundlage der Personalplanung),
- ob die Arbeitsabläufe optimal koordiniert sind.

### 3.3.4 Warten

Patientenaussagen zur Frage: „Was hat Sie gestört oder worüber haben Sie sich geärgert?"

- „Trotz Termin bei jedem Arztbesuch mindestens eine Stunde Wartezeit! Warum dann noch ein Termin?"
- „Bei Terminabsprache sollte Wartezeit kürzer sein"
- „Zu lange Wartezeit"
- „Information, dass die Wartezeit zehn Minuten dauert, musste dann länger als eine Stunde warten"
- „Patienten, die später kamen, wurden vorher drangenommen"
- „Anderthalb Stunden warten für drei Minuten Arztkontakt, indiskutabel"
- „Zu kleines Wartezimmer, alte Zeitschriften"

Keine andere Größe des Praxismanagements steht so sehr im Mittelpunkt des Interesses – und leider auch der Kritik – wie die Wartezeit der Patienten. Im Durchschnitt warten die Patienten in deutschen Arztpraxen 48 Minuten. Lange Wartezeiten wirken sich nicht nur negativ auf die Beurteilung der Patientenbetreuung durch die Patienten aus, sondern – und das ist das Fatale – auch auf alle anderen Leistungsmerkmale. So stelle ich in meinen Untersuchungen immer wieder fest, dass in Praxen mit Wartezeitproblemen die Beurteilungsnoten für die ärztliche Behandlung im Durchschnitt ein Drittel schlechter sind als in den Praxen ohne dieses Defizit. Der Grund: Lange Wartezeiten steigern die Erwartung der Patienten an die Länge der Gesprächs- und Behandlungszeit. Als „Ausgleich für ihre Geduld" erwarten die Patienten auch eine zeitintensive Zuwendung des Arztes. Je länger das Warten, desto höher der Anspruch. Wird diese Erwartung nicht erfüllt, entstehen Frustration und Unzufriedenheit. In den meisten Praxen herrscht hierzu die Ansicht, die Patienten würden sich mit der Zeit an die Wartezeiten gewöhnen, Negativeffekte wurden nur erwartet, wenn sich diese noch weiter deutlich verlängerten. Vergleicht man Praxen mit und ohne Veränderung zu langer Wartezeiten nach einem Jahr, ergab sich, dass Praxen ohne Veränderung durchschnittlich 19% weniger Stammpatienten hatten, die mit Veränderung jedoch 8% mehr.

Die Wartezeit kann mithilfe des Dienstleistungsdesigns so gesteuert werden, dass nicht nur die Patienten zufrieden sind, sondern auch die Produktivität sowie die Qualität der innerbetrieblichen Zusammenarbeit verbessert werden.

### Gestaltungsbereich „Praxisdesign"

In diesem Gestaltungsbereich geht es darum, Wartekomfort zu erzeugen. Der Komfortbegriff ist ein patientenorientiertes Qualitätskriterium, das sich an der allgemeinen Er-lebniswelt Ihrer Patienten orientiert. Eine Arztpraxis ist zwar ein hochspezialisiertes Dienstleistungsunternehmen, das sich jedoch in einem Punkt mit Dienstleistungsbetrieben im nicht medizinischen Bereich messen muss, die die Patienten kennen: der Gestaltung der Wartezeit. Bei diesem Merkmal steht Ihre Praxis also nicht nur in Konkurrenz zu anderen Praxen, die Ihre Patienten kennen, sondern auch zu sonstigen Dienstleistern, die die Patienten als Kunden besuchen, z.B. Friseure oder Werkstätten. Aufgrund deren vollkommen verschiedener Strukturen greifen hier aber ganz eigene organisatorische und wartezeitverkürzende Unterhaltungsregeln (sog. Delaytainment-Techniken), die jedoch mittelbar Auswirkungen auf die Beurteilung des Wartens in Arztpraxen haben und zu direkten Vergleichen führen: „Bei meinem Zahnarzt geht es doch auch schneller", „Eine Tasse Kaffee gibt es doch heute schon bei jedem Friseur."

Experimentelle Untersuchungen zeigen, dass ein optimierter Wartekomfort das subjektive Gefühl der Patienten für die Länge der Wartezeit deutlich beeinflusst. In einer Untersuchung unseres Instituts wurden in zwei Vergleichsgruppen Patienten in Wartezimmern mit und ohne Wartekomfort nach 15 Minuten gebeten, die Länge ihrer Wartezeit zu schätzen – ohne auf die Uhr zu sehen. Die Patienten in der „komfortlosen" Warteumgebung veranschlagten durchschnittlich, 24,2 Minuten gewartet zu haben, die Befragungspersonen im wartezeitverkürzenden Umfeld tippten lediglich auf 10,3 Minuten.

Wartekomfort lässt sich mit einfachen Mitteln schaffen. Die folgende Checkliste gibt Ihnen einen ersten Überblick der relevanten Gestaltungsaspekte:

◢ zur Rezeption durch eine Tür diskret geschlossen

◢ ausreichende Größe, geräumig

◢ saubere Gardinen/Jalousien

◢ sauberer Fußbodenbelag ohne Gebrauchsspuren

◢ ausreichende Anzahl Kleiderhaken und -bügel

◢ Regenschirmständer

◢ bequeme Stühle mit Armlehnen, die nicht zu eng stehen (Komfort ist wichtiger als Design)

◢ angenehmes Raumklima (Temperatur, Gerüche)

◢ hell und freundlich eingerichtet (Pflanzen, Möbel)

◢ breites Angebot an Zeitschriftentiteln, sodass jeder Patient eine passende Lektüre findet

◢ ausschließlich aktuelle Zeitschriften, abgenutzte Hefte werden aussortiert

◢ ausgelegte Prospekte, Broschüren und Zeitschriften werden regelmäßig geordnet

◢ leise Hintergrundmusik zur Entspannung

◢ Getränkeangebot, um den Wartekomfort zu erhöhen

◢ es gibt keine Uhr im Wartezimmer

◢ von Zeit zu Zeit werden die Bilder im Wartezimmer gewechselt, um den Patienten Abwechslung zu bieten

Im Einzelnen schaffen Sie eine patientengerechte, zufriedenheitsfördernde Warte-Atmosphäre mithilfe folgender Maßnahmen:

◢ Großzügigkeit
Ihr Wartezimmer muss keine Halle sein, es sollte aber selbst bei Belegung aller Plätze keine spürbare Enge herrschen. Je kleiner ein Wartezimmer ist, desto mehr muss über organisatorische Maßnahmen versucht werden, eine Überlastung zu vermeiden. Abzuraten ist dabei explizit von sog. Kurzwartezonen vor Sprechzimmern – Patienten fühlen sich hier wie auf einem „Präsentierteller" – und von der Aufforderung, dass Patienten an der Rezeption warten sollen, sowie von der Nutzung eines Zweitsprechzimmers als Interimswarteraum. Achten Sie darauf, die Stühle nicht zu eng zu stellen und auch zur Garderobe – soweit sie im Wartezimmer untergebracht ist – einen Zugang frei zu halten. Die Garderobe muss nicht nur groß genug sein, sondern der Platz davor muss auch ausreichen, um Jacken und Mäntel an- und ausziehen zu können, ohne sitzende Patienten zu behelligen.

◢ Raumgestaltung
Wählen Sie warme, helle Farben für Wände und Möbel sowie einen Fußbodenbelag, der leicht zu reinigen ist. Kontrollieren Sie den Warteraum – wie auch Ihre gesamte Praxis – regelmäßig auf Gebrauchsspuren und lassen Sie diese umgehend beseitigen. Möblieren Sie sparsam – so sieht es immer aufgeräumt aus. Dekorieren Sie die Wände mit gerahmten Bildern, nicht mit durch Heftzwecken befestigte Poster. Runden Sie die Raumgestaltung mit einigen Pflanzen ab. Manche Praxen „schwören" auf ihr Aquarium, eine Anschaffung sollte aber im Hinblick auf den hohen Pflege- und Wartungsaufwand sorgfältig geprüft werden. Alternativ ist ein Zimmerspringbrunnen denkbar, der gleichzeitig beruhigend wirkt und für eine gereinigte Raumluft sorgt. Versuchen Sie, das Wartezimmer möglichst gegen Außen- und Innenlärm abzuschirmen. Wenn möglich und vorhanden, sollte die Tür zum Wartezimmer immer geschlossen sein. Hängen Sie keine Uhr ins Wartezimmer, denn damit lenken Sie vielleicht das Bewusstsein Ihrer Patienten auf einen Punkt, der ja gerade durch den Wartekomfort vermieden werden soll. Denken Sie auch an einen Papierkorb und einen Schirmständer.

◢ Sitzmöbel
In vielen Praxen nehmen die Patienten auf „Sitzgelegenheiten" Platz, nämlich auf harten Stühlen: Sie sind unbequem und unansehnlich. Der „ideale" Praxisstuhl ist körpergerecht geformt, fest, aber bequem und mit Armlehnen ausgestattet.

◢ Sauberkeit

Erstellen Sie einen Reinigungsplan für das Wartezimmer, und sprechen Sie ihn mit Ihrer Reinigungskraft ab. Denken Sie auch daran, mindestens einmal pro Jahr Jalousien und Vorhänge zu reinigen.

◢ Raumklima

Achten Sie auf eine jahreszeitlich passende Klimatisierung. Lässt sich das nicht mit Fenster und Heizung realisieren, ist die Anschaffung eines auf die Raumgröße ausgerichteten Klimatisierungsgerätes sinnvoll. Verabreden Sie mit Ihren Mitarbeiterinnen, dass der Raum regelmäßig belüftet wird.

◢ Beleuchtung

Sparen Sie – vor allem in der Herbst- und Winterzeit – nicht an Licht. Es sollte warm und hell sein und den ganzen Raum ausleuchten. Zudem wirkt Licht – richtig eingesetzt – positiv auf Ihre Patienten. Vermeiden Sie jedoch, dass Patienten direkt angestrahlt und geblendet werden, setzen Sie lieber indirektes Licht ein. Auch eine Glastür oder Glasbausteine können den Helligkeitseindruck im Wartezimmer verstärken.

◢ Kinderspielecke

Sind Kinder Ihre Zielgruppe oder kommen viele Mütter zur Behandlung mit ihren Kindern in Ihre Praxis, ist eine Kinderspielecke sehr hilfreich, um die Wartezeit zu verkürzen. Achten Sie aber darauf, dass es keine „Pseudo-Spielecke" ist, sondern ihrer Bezeichnung auch gerecht wird. Es sollte eine breitere, auf die hauptsächlich in der Praxis vertretenen Altersgruppen ausgerichtete Auswahl an Spielsachen bereitstehen, die Utensilien müssen vollständig und voll funktions-/einsatzfähig sein. Das betrifft auch die Kinderbücher. Je nach Platzangebot ist auch an ein separates Kinderwartezimmer zu denken.

◢ Zeitschriftenangebot

Unmut über das Zeitschriftenangebot steht ganz oben auf der Liste von Patientenbeanstandungen hinsichtlich des Wartezimmerservice. Lassen Sie es gar nicht erst so weit kommen: Bieten Sie ein breites Zeitschriftenangebot („für jeden etwas") an, das auf die von Ihnen betreuten Patientenzielgruppen abgestimmt ist. Tragen Sie Sorge dafür, dass die angebotenen Zeitschriften stets aktuell sind, sprechen Sie mit Ihren Mitarbeiterinnen ab, dass „zerlesene" Hefte umgehend aussortiert werden, und planen Sie mit Ihrem Personal eine Routine ein, die gewährleistet, dass die Zeitschriften mehrmals am Tage geordnet werden.

◢ Hintergrundmusik

Praxisinhaber, die leise Hintergrundmusik im Pulstakt von etwa 60 Schlägen verwenden, berichten über eine deutlich ausgeprägtere Gelassenheit und Ruhe ihrer Patienten.

◢ Getränke

Auch ein Getränkeangebot ist immer willkommen, z.B. in Form eines Wasserspenders mit Einwegbechern. Etwas aufwendiger sind Kaffee- und Teeautomaten, da sie einer regelmäßigen Wartung bedürfen, gleichzeitig ist aber der Service-Effekt nachhaltiger. Damit für Sie hierdurch keine zusätzlichen Kosten entstehen, können Sie die Getränke in einem Automaten zum Selbstkostenpreis anbieten.

◢ Fernsehen

Gut überlegen sollten Sie, ob Sie ein Wartezimmer-TV bereitstellen. Auf den ersten Blick überzeugt dieses Medium durch Vorteile wie Unterhaltungs- und Informationswert, insbesondere, wenn medizinische Themen behandelt werden. Andererseits genießen viele Patienten auch gerade die Ruhe des Wartezimmers, wo sie einmal von allen optischen und akustischen Reizen weitgehend abgeschirmt sind. Hinzu kommt: Wenn Sie

Ihr Wartemanagement optimal ausgerichtet haben, ist es den Patienten nur möglich, kurze Sequenzen wahrzunehmen, ein für den Zuschauer wiederum höchst unbefriedigender Zustand.

**Gestaltungsbereich
„Patientenkommunikation"**

Die Patientenkommunikation im Umfeld der Wartezeit erfolgt auf zwei Wegen: persönlich durch Ihre Mitarbeiterinnen über alles Organisatorische zur Wartezeit und unpersönlich mithilfe von Broschüren und Aushängen. Hierbei geht es um die generelle Information Ihrer Patienten über Ihre Leistungen.

Das Interesse von Patienten an Gesundheitsfragen nimmt ständig zu. Diesen Trend können Sie nutzen, um über alle Aspekte der Gesundheitsversorgung, die Sie und Ihr Team bieten, zu informieren. Hierzu gehört zunächst Ihre Praxisbroschüre. Sie ist unter Kosten-Nutzen-Gesichtspunkten das wohl beste Medium der Praxispräsentation. Dennoch nutzen sie bislang nur knapp 40% der deutschen Ärzte und verzichten damit auf ein vielseitiges und effektives Instrument zur Unterstützung ihrer Arbeit. Mithilfe einer Praxisbroschüre können Patienten schnell und umfassend über alle sie interessierenden Aspekte einer Praxis – Praxisöffnungszeiten, Telefon- und Faxnummern, Abläufe und Angebote – informiert werden. Damit entspricht der Arzt nicht nur den Erwartungen der Patienten, sondern erleichtert auch sich und seinen Mitarbeiterinnen die Arbeit, da viele Details nicht mehr – immer wieder neu – im direkten oder telefonischen Gespräch erklärt werden müssen.

Darüber hinaus ermöglicht eine solche Broschüre, im zulässigen Rahmen Marketing und Imagewerbung für das Dienstleistungsunternehmen Arztpraxis zu betreiben. So kann eine Praxis mithilfe von Bildern (Arzt, Mitarbeiterinnen, Geräte, Räume etc.) und Beschreibungen („Unsere Praxisphiloso-

phie", „Was Sie von uns erwarten können") vorgestellt und hierdurch eine positive Grundstimmung bei den Patienten erzeugt werden. Insgesamt besitzt kein Marketinginstrument für niedergelassene Ärzte unter dem Kriterium einer positiven Kosten-Nutzen-Relation eine solche Vielzahl legaler Möglichkeiten, Patienten über die eigene Praxis zu informieren und Imagebildung für die „Dienstleistung Arztpraxis" zu betreiben, wie die Praxisbroschüre.

Die Praxiszeitung ist in der Tradition der Kundenzeitschriften zu sehen und bietet eine weitere Möglichkeit, Wartezeit als Marketingzeit für die Praxis zu nutzen. Mit einem Umfang zwischen vier und sechs Seiten, am besten im DIN-A4-Format, ist die Zeitung gerade richtig bemessen. Als Erscheinungsrhythmus sind jährlich vier Ausgaben ideal; sie lassen Ihnen und Ihrem Team genügend Zeit für die Entwicklung der einzelnen Nummern. Inhaltlich beschäftigt sie sich mit allem, was für Patienten im Zusammenhang mit Ihrer Praxis wichtig und interessant sein kann.

Die sicherlich am weitesten verbreitete Aufklärungshilfe für Patienten ist die Informationsbroschüre. Sie dient dazu, Patienten in einer für Laien verständlichen Sprache
- die Grundlagen ihrer Krankheiten vor Augen zu führen,
- diagnostisch-therapeutisch notwendige Maßnahmen zu beschreiben und
- unterstützende Begleitmaßnahmen, die der Patient selbst durchführen kann, in ihrer Anwendung und Wirkung zu erläutern.

Informationsbroschüren werden von pharmazeutischen Firmen, Selbsthilfegruppen, Verbänden und Krankenkassen herausgegeben und Ärzten zur Verfügung gestellt. Wichtig ist, dass Sie alle diese „Fremdbroschüren" vor der Abgabe inhaltlich prüfen, damit es nicht zu Abweichungen zwischen Ihren persönlichen Aussagen im Patientengespräch und den Ausführungen der abgegebenen Broschüre kommt. Darüber hinaus können natürlich Patientenbroschüren – so gut sie auch gemacht sein mögen – das persönliche Gespräch nicht ersetzen.

Natürlich können Sie auch selbst Informationsbroschüren erstellen. Ein Beispiel ist die IGeL-Broschüre, mit der Sie Ihr IGeL-Angebot und dessen Nutzen für die Patienten darlegen können. Um im Sinne des Dienstleistungsdesigns wirken zu können, sollte eine solche Broschüre folgende Charakteristika aufweisen:

◢ handliches („Westentaschen-")Format
◢ auf nicht knitterndes Papier mit versiegelter Oberfläche (schmutzabweisend) gedruckt
◢ orientiert an der Aufmachung und Qualität von Werbeprospekten
◢ klare inhaltliche Struktur durch Absatzbildung (man kann sich schnell orientieren)
◢ Freiflächen zwischen den Texten, um nicht durch zu viel Text abzuschrecken
◢ Kombination von Farben und Bildern (aber nicht zu bunt)
◢ eine durchgehende Gestaltungslinie, die auf die Corporate Identity der Praxis abgestimmt ist
◢ durch grafische Symbole (z.B. Aufzählungszeichen) aufgelockert
◢ aufgrund der Verwendung einer größeren Schrift gut lesbar
◢ stellt die Inhalte mit einfachen, kurzen Sätzen knapp dar
◢ ist für Laien verständlich (keine Fachbegriffe)

Wenn Sie Broschüren auslegen, sollten sie sich in Ständern befinden, die – parallel zu den Zeitschriften – regelmäßig neu geordnet werden. Zudem empfehle ich auch, nur Informationsmaterial auszulegen, das wirklich benötigt wird.

Vielleicht veröffentlichen Sie Artikel in Fachzeitschriften. Legen Sie Kopien davon in Ihrer Praxis aus, ergänzen Sie bei für Laien schwer verständlichen Inhalten den Artikel durch eine vorangestellte, kurze, in patientengerechter Sprache abgefasste Zusammenfassung.

Nicht alle Patienten nutzen das Internet. Das sollten Sie berücksichtigen und für diesen Personenkreis aktuelle Informationen aus Ihrer Homepage ausdrucken und in der Praxis auslegen. So erreichen Sie nicht nur diese Patienten, sondern erinnern die Internetnutzer Ihrer Klientel immer wieder an Ihren Auftritt.

Weitere Informationen können Sie auch an einem Schwarzen Brett aushängen. Auch hier ist unbedingt darauf zu achten, dass die Informationen stets aktuell sind. Es ist nicht empfehlenswert, das Informationsbrett für den Aushang von standespolitischen Stellungnahmen und Aufrufen zu nutzen, so richtig sie sein mögen. Patienten möchten in der Situation des Arztbesuches, bei der es ja primär um sie geht, nicht mit gesellschaftspolitischen Problemen belastet werden. Zudem sollten Sie Ihre Bemühungen um zufriedene Patienten nicht mit Standespolitik verbinden, das dies zu einer Abschwächung der Wirkung Ihrer Dienstleistungsdesigninstrumente führt.

Sie, Ihre Mitarbeiterinnen oder das ganze Team haben/hat an Fortbildungsmaßnahmen teilgenommen? Ihre Praxis ist zertifiziert? Einzelne Ihrer Mitarbeiterinnen verfügen über besondere, beurkundete Fähigkeiten? Alle genannten Aspekte können und sollten Sie für Ihr Marketing nutzen. Hängen Sie die Qualifikationsbelege im Wartezimmer in einem ansprechenden Rahmen aus, der den Wert der bescheinigten Kenntnisse und Fähigkeiten unterstreicht. Haben Sie keine Scheu, Ihre Leistungsqualität auf diese Weise zu dokumentieren, denn an solchen „Beweisen" ist allen – Stamm- wie Neupatienten – gelegen. Zertifikate dienen der Orientierung und Einschätzung (neue Patienten), aber auch der fortwährenden Bestätigung (Patientenstamm), in der „richtigen" Praxis zu sein.

„Nehmen Sie doch kurz im Wartezimmer Platz" oder „Es wird nicht lange dauern, dann hat Herr Doktor für Sie Zeit" sind die wohl häufigsten Aussagen im Zusammenhang mit der Patienteninformation über die Länge der Wartezeit. Aber Ihre Mitarbeiterinnen sollten den Patienten keine – wie auch immer gearteten – Versprechungen machen. Der einfache Hinweis „Nehmen Sie bitte bis zur Behandlung im Wartezimmer Platz" genügt vollkommen. Ebenso sollten Patienten, die für Spritzen, Blutentnahmen oder andere Kurzanwendungen aufgerufen werden, immer unter Angabe dieser Anwendung aus dem Wartezimmer abgeholt werden („Frau Karl, kommen Sie bitte zur Spritze!"). Damit beugen Sie Beschwerden von Patienten vor, die u.U. vorher in die Praxis gekommen sind und bereits länger warten. Im Hinblick auf den aufgerufenen Patienten bleibt die Diskretion gewahrt, da ja keine Krankheit genannt wird.

Ist eine längere Wartezeit unvermeidlich, sollten Ihre Mitarbeiterinnen die Patienten über die Gründe informieren. In dieser Situation ist es nun angebracht, eine ungefähre Zeitangabe zu machen, damit sich Ihre Patienten hierauf einrichten können. Zudem ist es empfehlenswert, mit Ihrem Personal abzustimmen, in welchen Situationen wartenden Patienten ein neuer Termin angeboten werden sollte.

Ein patientenorientierter, auf Zufriedenheit angelegter Warteservice basiert grundsätzlich auf einer persönlichen Abholung der Patienten, ein Aufruf über eine Sprechanlage oder quer über den Empfangstresen sollte unbedingt vermieden werden.

### Gestaltungsbereich „Praxisorganisation"
Zu lange Wartezeiten haben eindeutig zurechenbare organisatorische Gründe:
- Fehler in der Praxisführung: Nur 8% der Praxisinhaber hatten schon einmal grundsätzlich ihre Organisation überprüft.

- Fehler in der Aufbauorganisation: In 76% der Praxen buchte jede Mitarbeiterin Termine, lediglich in 34% der Praxen gab es eine nur für diese Tätigkeit zuständige Mitarbeiterin. Im ersten Fall lag die Terminfehlerquote (Buchung falscher Termine, Doppelbuchungen, vergessene Termine etc.) bei 6,3%, in allen anderen Fällen bei durchschnittlich 34%.

- Fehler in der Ablauforganisation: In lediglich 19% der Praxen wurden konsequent bereits am Telefon die Anliegen der Patienten ermittelt und der benötigte Zeitbedarf kalkuliert. Nur 13% der Praxen berücksichtigten bei ihrer Terminplanung Pufferzeiten, sodass der Bestellrhythmus auch seinem Namen gerecht wurde. In 49% der Praxen waren Arbeitsbeginn und Sprechstundenbeginn nicht deckungsgleich, im Durchschnitt warteten bei Sprechstundenbeginn die erstbestellten Patienten bereits 23,5 Minuten; Ursache war vor allem ein zu später Arbeitsbeginn des Praxisinhabers. In 62% existierte – vor allem aus Patientenbindungsgesichtspunkten – eine halboffene Sprechstunde, die nicht mit der Terminsprechstunde kompatibel war. Nur 23% der Ärzte hatten jederzeit ein genaues Bild der Wartesituation. In 35% der Praxen existierten Planzeiten für unterschiedliche Kontakt- und Behandlungsformen, aber nur 18% der Ärzte hielten sich auch hieran. 89% der Mitarbeiterinnen in Terminpraxen gaben an, regelmäßig Patienten ohne Termin „dazwischenzuschieben", auch wenn hierfür eigentlich keine Zeit war. In 43% der Praxen wurden Kurzwartezonen und Konsultationszimmer als „Zweitwartezimmer" missbraucht, um so eine künstliche Verkürzung der Wartezeit durch Warteortverlagerung zu erreichen; gerade dieser Punkt wird von Patienten besonders wenig geschätzt.

- Fehler im ärztlichen Zeit- und Selbstmanagement: 77% der Praxisinhaber realisierten ein Zeit- und Selbstmanagement, das nicht auf die Praxisorganisation abgestimmt war.

Durch gezielte Vermeidung der aufgeführten Fehler lässt sich die Länge der Wartezeit so einrichten, dass die Patientenzufriedenheit optimiert wird. Auf die Aspekte der Ablauforganisation wurde bereits eingegangen, deshalb kann die Darstellung an dieser Stelle auf einige Punkte des ärztlichen Zeitmanagements konzentriert werden, das in Interaktion mit der Ablauforganisation das Dienstleistungsdesign in der Wartephase beeinflusst.

Kennen Sie das auch: Sie haben das Gefühl, dass in Ihrer Praxis wieder alles drunter und drüber geht und Sie gar nicht wissen, wo Ihnen der Kopf steht. Das Wartezimmer ist auch heute wieder übervoll, bereits in der letzten Woche hätten Sie mehrere Arztbriefe für zuweisende Kollegen schreiben müssen, aber es hat sich einfach keine Gelegenheit zur Erledigung ergeben. Die Mitarbeiterinnen benötigen zudem dringend Ihre Hilfe, da an einem PC wieder das Betriebssystem abgestürzt ist. Viele Ärzte manövrieren sich so durch den Tag und erledigen ihre Arbeit nach einem täglich wechselnden Entscheidungsschema aus Druck, Lust/Unlust und Pflicht. Mit einem funktionierenden Zeitmanagement hat dieses Vorgehen nichts zu tun. Zu viel Zeit vergeht schon dabei, eine aktuelle Übersicht der Arbeiten zu erstellen und dabei täglich neue Überlegungen anzustellen, was als Nächstes nun wirklich zu tun ist. Der beste Weg, die Arbeit in den Griff zu bekommen, ist eine Klassifizierung der einzelnen Aktivitäten nach einem Ordnungsschema, das diese in eine zeitliche Erledigungsreihenfolge bringt. Das einfachste Ordnungsprinzip ist eine Einteilung der Arbeiten nach ihrer Bedeutung für die Praxisarbeit und ihrer terminlichen Dringlichkeit der Erledigung. Folgen Sie dieser Einteilung, verwenden Sie automatisch Ihre Zeit auf die Arbeiten, die

wirklich wichtig sind. Sie arbeiten ruhig und ausgeglichen, da die meisten Anforderungsspitzen, die aus plötzlich auftretenden Dringlichkeiten entstehen, gekappt werden, und Sie haben insgesamt weniger Arbeit, da Sie zielgerichtet delegieren können. Hinzu kommt, dass die Kooperation im Praxisteam verbessert wird, da für alle Arbeiten eine einheitliche Klassifizierung existiert.

Ein zweiter Aspekt der Gestaltung Ihres Zeitmanagements besteht darin, dass Sie im Laufe eines Arbeitstages Ihre Arbeitskraft in „Blitzpausen" regenerieren und Zeiten zur ungestörten Bearbeitung von Vorgängen reservieren. Beides sorgt für eine kontinuierlich über den Tagesverlauf umsetzbare, gleich hohe Arbeitsqualität. Außerdem sparen Sie gleichzeitig Zeit, denn wenn Sie ausgeruht sind, schaffen Sie Ihr Arbeitspensum besser und disziplinierter. Wenn Sie ungestört arbeiten können, erledigen Sie nachgewiesenermaßen mehr Arbeit in kürzerer Zeit. Das Einsparpotenzial liegt hierbei – wie Praxistests zeigen – bei 50%.

### 3.3.5 Kontakt Praxisinhaber

Patientenaussagen zur Frage: „Was hat Sie gestört oder worüber haben Sie sich geärgert?"
- „Arzt war kurz angebunden"
- „Doktor hat wenig Verständnis für mein Anliegen gezeigt"
- „Rein – Guten Tag, was fehlt Ihnen – raus – das ist Fließbandabfertigung"
- „Konnte mein Anliegen gar nicht richtig darstellen"
- „Mehr Interesse der Frau Doktor am Leiden der Patienten"
- „Arzt hat mehr telefoniert als mit mir gesprochen"

Der Arztkontakt ist sicherlich der wichtigste Abschnitt im Kreislauf der Dienstleistungserbringung. Das Ziel der Gestaltung ist hierbei, „gute" Patientenkommunikation, die hohe

Patientenzufriedenheit erzeugt, und ablauforganisatorische Aspekte „unter einen Hut" zu bringen.

### Gestaltungsbereich „Praxisdesign"

Neben den bereits beschriebenen Anforderungen an die generelle Gestaltung der Räume Ihrer Praxis sollten Sie in Ihrem Besprechungszimmer Signale der technischen Sterilität, der Gefühlskälte oder der Fabrikatmosphäre (Raumgröße, Licht, Bilder, Mobiliar etc.) vermeiden. Ihr Raum sollte einen sachlichen, aber auch persönlichen Eindruck erzeugen, in dem sich Ihre Patienten geschützt und wohlfühlen. Ebenso wichtig ist, dass die Stellung, die Größe und die Form des Schreibtisches samt Sitzgelegenheiten für Ihre Patienten partnerschaftlich und gleichberechtigt angelegt sind. In manchen Fällen empfiehlt es sich auch, Patienten nicht vor oder neben dem Schreibtisch zu platzieren, sondern eine Besprechungsecke einzurichten oder – bei hierzu geeigneten Systemmöbeln – den Schreibtisch um einen Besprechungstisch zu erweitern. Räumen Sie zudem alle Zeitungs- und Unterlagenstapel aus dem Blickfeld Ihrer Patienten.

In den Bereich Praxisdesign fällt auch Ihre Ausstrahlung:

◢ Besitzen Sie eine positive Aura?
◢ Gehen Sie offen auf Menschen zu?
◢ Haben Sie ein positives Menschenbild?
◢ Lernen Sie gerne neue Menschen kennen?
◢ Freuen Sie sich auf Ihre Patienten?
◢ Lächeln Sie während Ihrer Patientengespräche?
◢ Drücken Sie in Mimik, Gestik und Körperhaltung aus, dass Sie positiv eingestellt sind?
◢ Legen Sie Wert auf Ihr äußeres Erscheinungsbild?
◢ Fühlen Sie sich in Ihrer Kleidung wohl?

Halten Sie von der Sitzposition her eine „nahe Distanz", d.h. den richtigen Körperabstand zu Ihrem Gegenüber. Die Kontrolle ist einfach: Beobachten Sie die Reaktionen Ihrer Patienten. Lehnt dieser zurück? Dann besteht eine zu große Nähe. Bewegt er sich in Ihre Richtung? Dann wünscht er sich eine größere Nähe und empfindet die Distanz als zu groß.

### Gestaltungsbereich „Patientenkommunikation"
### Gesprächsvorbereitung

Gesprächsvorbereitend können Ihre Mitarbeiterinnen konsequent bereits am Telefon die Anliegen der Patienten ermitteln. Sie sollten diese Information als Einstieg in das Patientengespräch nutzen. Damit zeigen Sie dem Patienten, dass Sie sein Anliegen ernst nehmen und sich auf sein Erscheinen vorbereitet haben. Sich vor einer Konsultation über den Patienten zu informieren, führt dazu, dass der Patient das Gefühl erhält, bekannt und willkommen zu sein.

Ebenso beeinflusst es die Patientenzufriedenheit positiv, wenn Sie sich vor dem Gespräch die Informationen des letzten Kontaktes vergegenwärtigen. Statt „Ich schaue eben einmal nach, was bei Ihrem letzten Besuch angefallen war" können Sie dann sagen „Beim letzten Mal hatten wir ja über … gesprochen". Mit einer kurzen Gesprächsvorbereitung und diesem Satz schaffen Sie sich treue Stammpatienten. Ergänzend sollten Sie immer darüber informiert sein, wie lange ein Patient in der Praxis gewartet hat, ehe er zu Ihnen gekommen ist. Musste er wider Erwarten länger auf das Gespräch mit Ihnen warten, sollten Sie diesen Umstand aktiv thematisieren („Heute mussten Sie leider etwas länger warten, weil …"). Auf diese Weise beugen Sie einer möglichen Manifestierung von Unzufriedenheit vor.

### Diskretion

Stellen Sie für jeden Patienten absolute Diskretion sicher, sowohl in Ihrem Sprechzimmer als auch in den Behandlungsräumen.

Nur unter dieser Prämisse ist ein erfolgreiches Beratungsgespräch überhaupt möglich.

**Begrüßung**

Ein Patient berichtete mir von einer Dermatologin, bei der er in Behandlung war. Wenn sie das Konsultationszimmer betrat, in dem der Patient saß, sagte sie nichts und würdigte ihn auch keines Blickes, sondern setzte sich vor ihren Computer und arbeitete dort einige Minuten. Dann erhob sie sich und wandte sich dem Patienten mit der Frage „Was soll bei Ihnen gemacht werden?" zu. Ein extremes Beispiel? Leider nicht. Das Auf-den-Patienten-Zugehen, zu lächeln, ihm die Hand zu geben und ihn mit seinem Namen zu begrüßen wird nur in knapp der Hälfte der deutschen Arztpraxen konsequent praktiziert. Damit startet das Patientengespräch bereits im Negativbereich.

**Small Talk zur Gesprächseröffnung**

Eröffnen Sie jedes Gespräch mit dem Aufbau einer Sympathie-Atmosphäre. Sprechen Sie mit Ihrem Gegenüber über ein Thema, das Sie und ihn verbindet, aber nicht unmittelbar mit dem Grund seines Praxisbesuchs zu tun hat. Hiermit schaffen Sie gleich zum Gesprächsbeginn eine Atmosphäre, in der es dem Patienten leicht fällt, offen über seine Probleme zu berichten.

**Zeitnot**

Wenn Ihre Zeit knapp ist, kündigen Sie dies am besten dem Patienten zum Gesprächsbeginn an. So kann er sich darauf einstellen, und es kann entschieden werden, ob u.U. ein weiterer Termin vereinbart wird.

**Patientengerechte Sprache**

Eine nicht patientengerechte Sprache ist eine Gesprächsbarriere und beeinflusst die Patientenzufriedenheit äußerst negativ. Das Unverständnis führt auf Seiten der Patienten zu Einschüchterung, zu einem In-sich-Zurückziehen und zu Unzufriedenheit. Unter-

suchungen belegen, dass die Verwendung verständlicher Erläuterungen nicht zu der vielfach befürchteten Verlängerung von Patientengesprächen führt, dafür aber die Compliance und vor allem die Arzt-Patienten-Bindung verstärken. Voraussetzung einer effizienten Kommunikation ist in diesem Kontext die initiale Analyse des Wissenstandes der Patienten zu ihren Erkrankungen und den Therapiemöglichkeiten („Haben Sie hiervon schon einmal gehört …?").

**Dialogorientierung**

Arzt-Patienten-Kommunikation muss – soll sie beide Seiten zufriedenstellen – im Grundsatz als Dialog angelegt sein. Natürlich ist es unumgänglich, dass Sie, um überhaupt eine Diagnose stellen oder eine Beratung durchführen zu können, bestimmte Fragen nacheinander stellen müssen und so zeitweise das Gespräch dominieren. Aber das wird auch von Ihnen erwartet. Um aber dennoch ein dialogorientiertes Arzt-Patienten-Gespräch zu führen, ist die Berücksichtigung dreier Grundregeln wichtig:

◢ Unterbrechen Sie Ihre Patienten möglichst nicht bei deren Antworten, Erklärungen und Schilderungen,

◢ ignorieren Sie die Emotionen der Patienten nicht,

◢ geben Sie immer eindeutige Erklärungen ab.

Ermuntern Sie Ihre Patienten, Fragen zu stellen, und versuchen Sie, die Therapie- und Behandlungsplanung mit ihnen gemeinsam zu entwickeln. Setzen Sie in Ihren Dialogen sowohl verbale als auch nonverbale Techniken ein, um die Grundvoraussetzung effektiver Patientenkommunikation, eine angenehme Gesprächsatmosphäre, zu schaffen und Vertrauen aufzubauen. Seien Sie ein guter Zuhörer und kontrollieren Sie vor allem, ob der Patient auch Ihnen zugehört und alles verstanden hat. Einfaches Kopfnicken ist hierfür ein schlechter Indikator. Führen Sie das

Gespräch mit Fragen, um den Antworten nicht nur Informationen für die Behandlung zu entnehmen, sondern auch den Grad des Verständnisses seitens Ihres Gegenübers zu ermitteln. Sichern Sie sich den Respekt Ihrer Patienten, indem Sie selbst auch Ihre Patienten respektieren. Verwerfen Sie deshalb Patientenmeinungen nicht einfach und blocken Sie deren Argumente nicht gleich ab. Dieses Verhalten fördert Ablehnung und schadet zudem Ihrer Souveränität. Versuchen Sie vielmehr, mit Fakten und einfachen Beispielen eine gemeinsame Gesprächsgrundlage zu erhalten. Sprechen Sie ruhig und entspannt, zeigen Sie in der gleichen Weise dem Patienten auch die „Grenzen des Möglichen", z.B. bei besonderen Verordnungswünschen, auf.

Geben Sie keine Anweisungen, sondern suchen Sie immer die Kooperation des Patienten und bitten Sie ihn direkt darum. Verdeutlichen Sie, dass nur ein gemeinsames, abgestimmtes Vorgehen zum Erfolg führt. Stellen Sie immer die Verantwortung des Patienten für sich selbst heraus, und verdeutlichen Sie Ihre Rolle als Berater.

### Informationsübermittlung
◢ Erklären Sie stets, was Sie während einer Behandlung tun und weshalb.
◢ Erläutern Sie nach Möglichkeit die Vor- und Nachteile verschiedener Behandlungsmöglichkeiten und Therapien.
◢ Sprechen Sie offen über mögliche Risiken von Behandlungen.
◢ Klären Sie über mögliche alternative Heilmethoden auf.
◢ Informieren Sie offen über mögliche Nebenwirkungen und Risiken von Medikamenten.
◢ Schlagen Sie bei Behandlungen mit einem großen Risiko oder bei sehr komplizierter Erkrankungslage vor, eine zweite Meinung einzuholen.

### Nutzenargumentation
Das Ziel eines Patientengespräches ist, für das Patientenanliegen die bestmögliche Lösung zu finden. Von entscheidender Bedeutung für die Marketingwirkung des Arzt-Patienten-Kontaktes ist dabei, dass der Patient nicht nur den Vorteil einer medizinischen Lösung, sondern den Nutzen für sich erkennt und verinnerlicht. Eine Vorteilsargumentation für ein Diagnoseverfahren würde z.B. als „Dieses Verfahren ermittelt folgende Informationen …" formuliert werden. Eine Nutzenargumentation lautet dann: „Mit der Durchführung der Diagnose nach diesem Verfahren erhalten Sie Sicherheit darüber …" Der Nutzen bezeichnet also nicht nur die – objektiv-sachliche – Antwort auf die Frage, warum eine bestimmte Untersuchung oder Therapie notwendig ist, sondern auch die Erklärung, in welcher Form der Patient hiervon ganz individuell profitiert. Argumente sind z.B.:
◢ leichte Anwendbarkeit
◢ geringe Nebenwirkungen
◢ keine Einschränkung der Lebensqualität
◢ Langzeitwirkung
◢ Prophylaxe
◢ Vermeidung weiterer medizinischer Interventionen
◢ Rückerlangung der Leistungsfähigkeit
◢ Verbesserung des Gesamtstatus

### Gesprächsführung
Mit der Art Ihrer Gesprächsführung haben Sie ebenfalls erheblichen Einfluss auf die Patientenzufriedenheit:
◢ Sprechen Sie möglichst flüssig ohne „Ähs".
◢ Verwenden Sie einen Sprachstil, der Ihrem Gegenüber angepasst ist.
◢ Achten Sie auf eine deutliche Aussprache.
◢ Setzen Sie knappe, kurze Sätze ein.
◢ Hören Sie aktiv zu (Zeigen Sie durch Blickkontakt und Kopfnicken dem Gegenüber Ihre Aufmerksamkeit).
◢ Lassen Sie Ihren Gesprächspartner ausreden.

◢ Reden Sie grundsätzlich in der Ich-Form („Ich denke ...", „Ich meine ...", „Aus meiner Sicht ...").

◢ Vermeiden Sie Behauptungen.

◢ Verwenden Sie überwiegend „W"-Fragen (was, wann wie, warum etc.).

◢ Schalten Sie konsequent Signale von Hektik und Gereiztheit aus.

◢ Verzichten Sie auf das Wort „nicht".

◢ Vermeiden Sie Worte wie „müssen", „sollen", „dürfen".

◢ Achten Sie darauf, dass Ihr Gespräch einen roten Faden hat.

◢ Halten Sie einen offenen Augenkontakt.

◢ Achten Sie auf eine geöffnete Armhaltung.

◢ Halten Sie Ihre Handflächen offen nach oben als Geste der Offenheit.

◢ Halten Sie eine mittlere Körperdistanz (etwa 80 bis 100 cm) ein.

**Zusammenfassung**

Mithilfe einer kurzen Zusammenfassung können Sie überprüfen, ob Ihr Gesprächspartner alle Informationen verstanden hat, bei Bedarf ist eine unmittelbare Korrektur möglich. Sagen Sie jedoch nicht „Das haben Sie falsch verstanden", sondern besser „Vielleicht habe ich mich hier nicht ganz deutlich ausgedrückt, ich meine ...".

**Individualität**

Gehen Sie auf die Individualität Ihrer Patienten ein und versuchen Sie nicht, Standardkommunikationsformen für alle Ihre Gesprächspartner einzusetzen. Verdeutlichen Sie dem zurückhaltenden Patienten, dass ihm nur dann optimal geholfen werden kann, wenn er Ihnen alle notwendigen Informationen bereitstellt. Bitten Sie den redefreudigen Patienten freundlich, aber direkt, auf den Punkt zu kommen.

**Festlegung von Zielen**

Fixieren Sie Therapieziele und Behandlungsstrategien. Hierdurch geben Sie sich nicht nur selbst einen Anhaltspunkt, sondern vermitteln dem Patienten eine Perspektive, welcher Erfolg mit dem für ihn gewählten Behandlungskonzept angestrebt wird. Legen Sie mögliche Ziele im Gespräch mit dem Patienten gemeinsam fest. Hierbei werden die Wünsche des Patienten, die ja meistens mit den Zielen des Arztes identisch sind (Beschwerdelinderung oder Beschwerdefreiheit), mit einbezogen. Das stärkt nicht nur das Vertrauensverhältnis zwischen Arzt und Patient, sondern verbessert gleichzeitig auch die Compliance. Zudem schaffen Sie sich einen größeren „Kritikspielraum", falls der Patient therapeutische Maßnahmen vernachlässigt. Im Hinblick auf die Festlegung der Behandlungsstrategie eignen sich gesprächsbegleitend die Erstellung eines kurzen schriftlichen Plans sowie die Fixierung von Kontrollterminen, ggf. ergänzt um ein Patiententagebuch.

**Aufklärungshilfen**

Bilder sagen mehr als Worte! Zur Unterstützung Ihrer Patientenaufklärung eignen sich sehr gut Schaubilder und Poster, aber auch Abbildungen aus Büchern oder Modelle (z.B. das Herz). Wichtig ist, dass vor allem auf Abbildungen und Schaubildern nicht zu viele Details abgebildet sind, da Patienten i.d.R. aufgrund der speziellen Situation des Gesprächs nur wenige Details aufnehmen können. Bildliche Darstellungen helfen Ihnen, z.B. theoretische Zusammenhänge zu veranschaulichen oder typische Erscheinungsformen bzw. Verläufe eines Krankheitsbildes darzustellen. Ihr Einsatz intensiviert das Gespräch („Mein Arzt hat mir alles ganz detailliert erklärt") und verbessert das Verständnis des Patienten. Das wiederum hat direkten Einfluss auf dessen Mitarbeit und Compliance, aber auch auf Ihr Image. Auch Animationen (Video, PC) sind geeignet, wenn die Inhalte kurz und patientenverständlich aufbereitet vorliegen.

Die sicherlich am weitesten verbreitete Aufklärungshilfe für Patienten ist die Informationsbroschüre. Sie dient dazu, Patienten in einer für den Laien verständlichen Sprache die Grundlagen seiner Krankheit vor Augen zu führen, diagnostisch-therapeutisch notwendige Maßnahmen zu beschreiben und unterstützende Begleitmaßnahmen, die der Patient selbst durchführen kann, in ihrer Ausgestaltung und Wirkung zu erläutern.

Verschiedene Fachgesellschaften sowie pharmazeutische und medizintechnische Unternehmen bieten auf diesem Gebiet meist kostenlose Unterlagen an. Wichtig ist natürlich, dass Sie alle Broschüren vor der Abgabe inhaltlich prüfen, damit es nicht zu Abweichungen zwischen Ihren Aussagen und den Ausführungen der abgegebenen Broschüre kommt.

Mithilfe von Broschüren können Sie dem Patienten „etwas in die Hand" geben und die Inhalte des Gespräches verstärken, denn oftmals werden Ihre Informationen nach Verlassen der Praxis nur unvollständig behalten. Der Patient profitiert von einer eingehenderen Beschäftigung mit diesem Medium durch eine Intensivierung des Verständnisses für die eigene Krankheit.

Eine Variante ist die Erstellung individualisierter Patienteninformationen, z.B. auf der Grundlage PC-gestützter Textbausteine, die mit dem Namen des Patienten versehen eine persönliche Information von Ihnen darstellen. Neben den bereits angeführten Effekten hat diese Form der Information eine sehr starke Wirkung auf die Bindung des Patienten an Ihre Praxis.

**Umgang mit schwierigen Patienten**
Bei der Untersuchung von Arzt-Patienten-Gesprächen stößt man immer wieder auf ein für viele Praxisinhaber sehr wichtiges Thema: die „schwierigen Patienten". Das Spektrum dieses Patiententyps ist sehr groß, denn das Label „schwierig" wird leider sehr schnell und zu häufig vergeben, z.B. wenn Mitarbeiterinnen mit Patienten nicht zurechtkommen und Ihnen diese dann als „schwierig" ankündigen, wenn Patienten detailliert nachfragen, Sie aber unter Zeitdruck stehen

oder empfohlene Therapien nicht ohne Weiteres angenommen werden („Gibt es denn nicht auch etwas Natürliches …?"). Zwischen der Anzahl der als schwierig eingestuften Patienten und der Stressbelastung eines Praxisteams besteht ein linearer Zusammenhang. Bei genauerer Betrachtung ist die Anzahl wirklich schwieriger Patienten aber äußerst gering, denn im Kern geht es um schwierige Gesprächssituationen. „Schwierig" wird es immer dann, wenn Ihre Ziele nicht mit denen der Patienten übereinstimmen. Ist eine Zielharmonie dauerhaft nicht erreichbar, handelt es sich um „echte" schwierige Patienten. Das können z.B. Fälle sein, in denen von Ihnen Verordnungen oder sonstige Leistungen gefordert werden, die Sie so nicht erfüllen können oder wollen, auf denen die Patienten aber beharren.

Einen Sonderfall stellt sicherlich die Übermittlung lebensverändernder Diagnosen dar. In diesen Situationen kommt es vor allem darauf an,

- ◢ sich gut auf das Gespräch vorzubereiten,
- ◢ die Fakten verständlich, aber kurz und knapp darzulegen,
- ◢ soweit möglich auch positive Botschaften zu übermitteln,
- ◢ alle Informationen zu übermitteln,
- ◢ zurückhaltende Empathie zu zeigen,
- ◢ sich genügend Zeit zu nehmen und diese vor allem dem Patienten für die Akzeptanz der Nachricht und für seine Fragen zu geben,
- ◢ mögliche weitere Schritte (z.B. Kontrolluntersuchungen) schon vorbereitet oder vorgeplant zu haben,
- ◢ unsichere Versprechen bezüglich des möglichen Krankheitsverlaufes zu vermeiden und – ganz wichtig –
- ◢ einen Spielraum für eigene Entscheidungen der Patienten zu schaffen.

**Gestaltungsbereich „Praxisorganisation"**
Der wichtigste Gestaltungsaspekt im Designbereich „Praxisorganisation" des Arzt-

Patienten-Gesprächs ist die ungestörte, für Anamnese, Diagnose und therapeutische Beratung ausreichende Gesprächszeit.

Eine der wichtigsten Einflussgrößen ist damit die Praxisorganisation. Sind Bestellsystem, Arbeitsabläufe und ärztliches Zeitmanagement nicht adäquat ausgerichtet und aufeinander abgestimmt, kommt es zu längeren Wartezeiten. Die Folgen: Sowohl der Zeitdruck des Arztes als auch die Erwartungshaltung der Patienten an das Arztgespräch steigen. Diese Konstellation führt zu dem fast schon als „klassisch" zu bezeichnenden Dilemma der einseitigen Kommunikation: Der Arzt übernimmt die Gesprächsführung und reduziert durch Ja-Nein-Fragen die Patienten auf möglichst kurze Antworten. Ein Dialog, der von den meisten Patienten erwartet wird, kann unter diesen Umständen gar nicht erst aufkommen. Für manche Situationen ist dieses Vorgehen durchaus geeignet, z.B. um gehemmten Patienten zu helfen oder um Vielredner zu stoppen, das Gros der Patienten schätzt diese Gesprächsform jedoch nicht. Aus praxisorganisatorischer Sicht geht es deshalb darum, die Anzahl der behandelbaren Patienten und die Arbeitskapazität des Praxisteams sowohl zeitlich als auch quantitativ aufeinander abzustimmen. Gelingt dies, greift ein wichtiger Mechanismus: Bei gleicher Gesprächslänge beurteilen Patienten die Gesamtqualität des Gesprächs mit einem entspannten Arzt durchschnittlich mit der Note 1,4, bei einem angespannt wirkenden Arzt lediglich mit der Note 3,5 (Basis: Schulnotenskalierung).

Zur Organisationsgestaltung gehört, dass Patientenkontakte, von denen bereits im Vorfeld bekannt ist, dass sie länger dauern werden, auf Randzeiten der Sprechstunde verlegt werden. Ebenso ist es unerlässlich, Pufferzeiten einzuplanen und vor allem ein striktes Terminsystem zu etablieren, da das „Einschieben" von Patienten zu den häufigsten Störgrößen des Praxisablaufs und damit der Kommunikation gehört.

Patienten erwarten eine störungsfreie Kommunikation mit dem Arzt. In mehr als zwei Drittel aller Praxen beklagen sich Patienten über Unterbrechungen. Da der Störungsgrund meist in Fragen der Mitarbeiterinnen zu Abläufen, Unterlagen etc. besteht, ist eine Vermeidung einfach:

◢ Wissen Ihre Mitarbeiterinnen nicht, dass Sie nicht gestört werden möchten, bedarf es klarer Absprachen, wer zu welchen Anlässen, wann und warum nachfragen darf.

◢ Wissen sie, dass sie nicht stören dürfen, und tun es trotzdem, sind die gleichen Absprachen notwendig, nun allerdings flankierend in Zielvereinbarungen fixiert und in Führungsgesprächen besprochen.

◢ Nehmen die Störungen trotz der genannten Maßnahmen nicht ab, sollte zunächst die Aufgabenverteilung und, falls sich hier keine Ursache findet, die Personalqualität überprüft werden.

Rufen Patienten häufig an, empfiehlt sich die Einrichtung einer Telefonsprechstunde, bei der Telefonate auf bestimmte Zeiten des Tages konzentriert werden. Hierbei ist sicherzustellen, dass Sie zu diesen Zeiten auch tatsächlich erreichbar und die technischen Voraussetzungen des Praxistelefons hierfür geeignet (keine Blockierung der Leitungen durch andere Patienten) sind.

### 3.3.6 Folgeaktivitäten und Verabschiedung

**Gestaltungsbereich „Patientenkommunikation"**

Als Grundregel für die Verabschiedung als letzte Station des Patienten-Praxis-Kontakts gilt: Kein Patient verlässt die Praxis ohne einen letzten persönlichen Kontakt mit Ihrem Personal. Auch wenn es einmal hektisch zugeht, müssen Ihre Mitarbeiterinnen auch auf Patienten achten, die die Praxis verlassen, und sie mit einem Gruß, ggf. ergänzt durch

Besserungswünsche, verabschieden. Der „Betreuungsbogen", der mit dem persönlichen Erscheinen des Patienten in Ihrer Praxis begonnen hat, muss mit der gleichen Wärme, Intensität, Herzlichkeit und Aufmerksamkeit geschlossen zu werden, um den maximal möglichen Marketingeffekt zu erreichen.

**Gestaltungsbereich „Praxisorganisation"**
In dem meisten Fällen verlassen Ihre Patienten die Praxis wahrscheinlich nicht direkt, nachdem sie aus Ihrem Sprechzimmer kommen, sondern wenden sich noch einmal an den Empfang (Rezeptausstellung, Fragen etc.). Ist ein Folgetermin notwendig, wird dieser i.d.R. auch gleich ausgemacht. Hierbei kommen häufig Terminzettel von pharmazeutischen und medizintechnischen Anbietern zum Einsatz, auf die zur Kennzeichnung der Arztstempel aufgebracht ist. Diese Art Terminzettel schont zwar Ihr Praxisbudget, unterstützt aber nicht den einheitlichen Auftritt Ihrer Praxis, denn Ihr Logo fehlt. Zudem wollen Sie ja für sich selbst werben, nicht für einen pharmazeutischen oder medizintechnischen Hersteller. Geben Sie bei Neupatienten zum Terminzettel noch einen Aufkleber mit Ihrer Praxisanschrift und Telefonnummer ab, den Ihre Patienten an oder neben dem eigenen Telefon anbringen können. So ist Ihre Nummer stets präsent.

Ein zentrales Praxisziel ist die langfristige Bindung von Patienten an die Praxis. Ein zu diesem Ziel passendes Instrument ist das sog. Recall-System. Mit seiner Hilfe erinnern Sie Ihre Patienten an Kontroll- und Früherkennungsuntersuchungen, Gesundheits-Checks, Impfungen und andere für sie wichtige Leistungen und schlagen ihnen gleichzeitig entsprechende Termine vor. Natürlich ist das Recall-System damit auch für IGeL-Leistungen geeignet. Wie Anwender berichten, optimiert dieser Service nicht nur die praxisinternen Abläufe, sondern führt auch zu ausgeprägter Patientenzufriedenheit. Diese gezielte Erinnerung Ihrer Patienten bietet Ihnen eine ganze Reihe von Vorteilen:

◢ Sie und Ihr Team können gezielt und aktiv auf Ihre Patienten zugehen und müssen nicht deren Erscheinen abwarten.
◢ Ihre Planung wird verbessert – auch mittel- und langfristig –, da Patienten gezielt einbestellt werden können.
◢ Die Praxisauslastung wird optimiert.
◢ Ihre Patienten erhalten ein Serviceangebot mit hohem Nutzen sowie das Gefühl, umfassend betreut zu werden.

Das Recall-System ist somit ein Dienstleistungsinstrument, bei dem beide Partner – Patient und Praxis – profitieren. Voraussetzung ist jedoch, dass es sich um einen autorisierten Recall handelt, d.h. dass Ihre Patienten vor Beginn des Recalls eine schriftliche Einverständniserklärung abgeben, in der sie explizit einer Benachrichtigung zustimmen. Für die Abwicklung Ihres Recall-Systems, das am besten PC-gestützt geführt wird, bietet sich Ihnen der Postweg in Form von Erinnerungsbriefen an, allerdings dürfen hierbei keine Postkarten verwendet werden, da der Inhalt für jedermann einsehbar ist und damit nicht den Anforderungen des Datenschutzes genügt. Ebenso ungeeignet sind aus dem genannten Grund auch Telefax-Erinnerungen. Teile Ihrer Zielpersonen erreichen Sie auch per E-Mail. Kostenintensiver, aber natürlich auch persönlicher sind Telefon-Recalls. Sie bieten gleichzeitig den Vorteil, dass Sie die anfallenden Termine gleich „festmachen" können und eine direkte Planungsgrundlage erhalten.

Denkbar ist auch ein schriftlich-telefonisch kombiniertes Vorgehen, bei dem Sie bei den „Nicht-Reagenten" auf Ihre Erinnerungsschreiben telefonisch nachfassen und so das gesamte Recall-Patientenpotenzial systematisch ausschöpfen. Sie können Ihr System natürlich auch nutzen, um Ihre Patienten über Leistungen Ihrer Praxis zu informieren, indem Sie entsprechende Informationen, z.B. zu Ihrem IGeL-Angebot, beifügen. Die Vereinbarung muss dann um diesen Punkt erweitert werden.

# 4 Kontrolle und Steuerung der Patientenzufriedenheit

## 4.1 Patientenzufriedenheits-befragungen

Patientenzufriedenheitsbefragungen können erst dann ihr gesamtes Erkenntnispotenzial entfalten, wenn sie regelmäßig durchgeführt werden. Die Entwicklung der Zufriedenheitsparameter über die Zeit gibt einmal Auskunft darüber, ob es dem Praxisteam gelingt, die Patientenzufriedenheit aufrechtzuerhalten. Zum Zweiten kann bestimmt werden, ob eingeleitete Maßnahmen, z.B. eine organisatorische Veränderung zur Verkürzung der Wartezeit, zu den erwarteten Veränderungen der Patientenzufriedenheit führen. Abbildung 4.1 zeigt einen solchen Vergleich für eine kardiologische Praxis. Die Patientenzufriedenheit mit der Länge der Wartezeit und der telefonischen Erreichbarkeit hat sich verbessert, alle übrigen Parameter zeigen jedoch verschlechterte Werte.

## 4.2 Die Mitarbeiterinnen im Prozess der Praxisoptimierung

◢ Die Gegenüberstellung der in den Praxisanalysen identifizierten Probleme mit den Optimierungsideen des Personals ergab, dass im Durchschnitt mit den Anregungen und Vorschlägen der Mitarbeiterinnen 76% der ermittelten Probleme ohne Hilfe von außen hätten gelöst werden können.

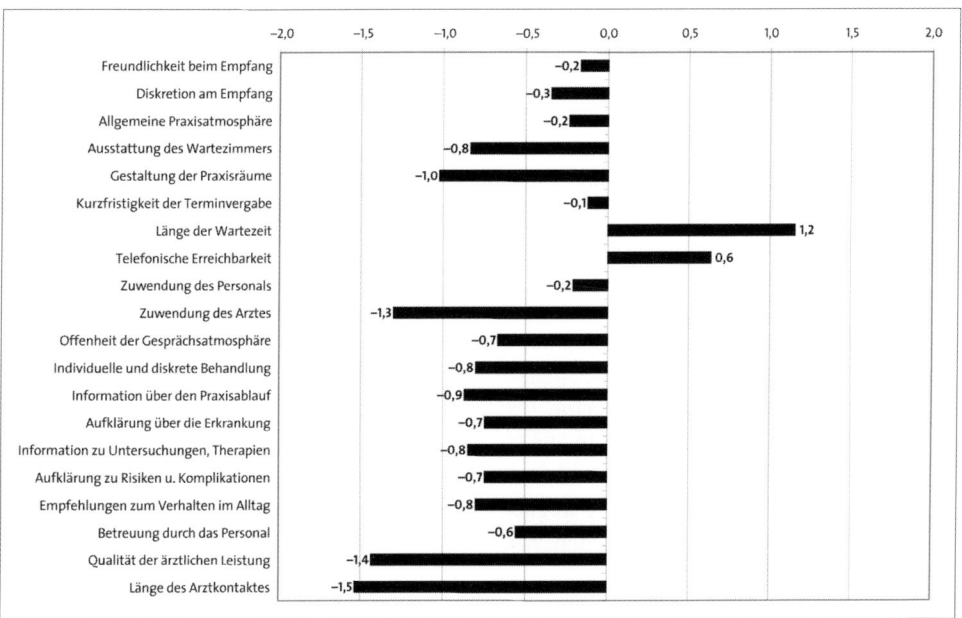

**Abb. 4.1:** Abweichungsanalyse

◢ Nur das Personal ist mit dieser realistischen Einschätzung der Patientenzufriedenheit in der Lage, die tatsächlichen Anforderungen und Wünsche der Patienten zu erfassen und die Praxisarbeit hierauf auszurichten.

Das sind die beiden zentralen Ergebnisse einer Untersuchung meines Instituts, bei der es um die Frage ging, ob Ärzte unbedingt externe Hilfe für die Optimierung ihres Praxismanagements benötigen oder ob es auch möglich ist, aus eigener Kraft Veränderungsbedarf zu identifizieren und adäquat hierauf zu reagieren. Die Untersuchung zeigte, dass das Potenzial in vielen Praxen bereits vorhanden ist, aber nicht genutzt wird: in Form der Verbesserungsvorschläge der Mitarbeiterinnen. Methodisch wurden zu diesem Zweck die in knapp 500 Praxisanalysen identifizierten Probleme mit den ebenfalls von den Mitarbeiterinnen erhobenen Verbesserungsvorschlägen abgeglichen.

Die Untersuchungsergebnisse im Detail:
**Die Problembereiche der Arztpraxen**
Die Praxisanalysen erbrachten drei Problemschwerpunkte (Mehrfachnennungen):
◢ Führungsprobleme (86% der untersuchten Praxen), u.a.: keine Teambesprechungen, mangelnde Zielvorgaben, keine Motivation, ungelöste Teamkonflikte, zu geringe Kommunikation zwischen Personal und Praxisinhabern, Unter- und Überforderung des Personals
◢ Organisationsprobleme (72% der untersuchten Praxen), z.B.: fehlende Koordination der Arbeitsplätze, „Einschieben" von Patienten ohne Termin, keine Planung von Pufferzeiten, unterschiedliche Terminvergaben von Ärzten und Mitarbeiterinnen, keine Delegationsregeln, mangelnde Abstimmung zwischen Ärzten und Personal
◢ Probleme bei der Gestaltung des Dienstleistungsdesigns (64% der untersuchten

Praxen), beispielsweise: Defizite im Erscheinungsbild (z.B. abgetretene Teppiche, Renovierungsbedarf), wenig ansprechende Wartezimmerausstattung, mangelnde Patienteninformation, schlechte telefonische Erreichbarkeit

**Problemlösungspotenzial der Mitarbeiterinnen**
Im Rahmen einer in die Praxisanalysen integrierten Stärken-Schwächen-Analyse wurden die Mitarbeiterinnen auch nach möglichen Verbesserungsvorschlägen für ihre Praxen gefragt. Die Gegenüberstellung der in den Praxisanalysen identifizierten Probleme mit den Optimierungsideen des Personals ergab, dass im Durchschnitt mit den Anregungen und Vorschlägen 76% der identifizierten Probleme hätten gelöst werden können.

Parallel wurden Praxisinhaber und Mitarbeiterinnen gebeten, die Patientenzufriedenheit mit ausgewählten Leistungsmerkmalen der Praxen einzuschätzen. Hierbei ergab sich, dass die Praxisinhaber die Zufriedenheit ihrer Patienten durchschnittlich um 38% überschätzten und die Mitarbeiterinnen diese um durchschnittlich nur 8% unterschätzten. Nur das Personal ist mit dieser realistischen Einschätzung der Patientenzufriedenheit in der Lage, die tatsächlichen Anforderungen und Wünsche der Patienten zu erfassen und die Praxisarbeit hierauf auszurichten.

**Gründe für die geringe Nutzung des Problemlösungspotenzials**
In Anbetracht des ermittelten, immensen „schlummernden" Optimierungspotenzials, das ohne größere Kosten aktivierbar wäre, stellt sich die Frage, warum die Mitarbeitervorschläge bislang nicht zum Tragen kamen. Verantwortlich ist an erster Stelle die in fast allen der untersuchten Praxen (91%) ermittelte geringe Informations- und Kommunikationsintensität zwischen Mitarbeiterinnen und Praxisinhabern. Nur in 25 Praxen (5%)

wurden z.B. regelmäßig Teambesprechungen durchgeführt.

Der zweite Grund ist – wie den Mitarbeiterbefragungen der Praxisanalysen entnommen werden konnte –, dass viele Praxisinhaber keine Veränderungen wollen. Vorschläge des Personals werden ignoriert, selbst wenn sie Verbesserungen darstellen. Diese Grundhaltung führt in Einzelfällen sogar dazu, dass das Qualitätsmanagement vorgeschoben wird, bestehende Abläufe – selbst wenn sie nicht optimal sind – zu bestätigen und zu wahren.

**Fazit**

Die Untersuchung zeigt: Arztpraxen verfügen mit ihren Mitarbeiterinnen über ein großes, bislang ungenutztes Optimierungspotenzial, das – würde es aktiviert – zu einer deutlichen Erfolgssteigerung führen könnte. Die Einbeziehung der Mitarbeiterinnen und die gezielte Nutzung interner Verbesserungsvorschläge ist ein Kennzeichen überdurchschnittlich erfolgreicher Praxisunternehmer. Sie setzen nicht nur auf die Optimierungswirkung der Anregungen, sondern auch auf den motivatorischen Effekt, denn das Engagement des Personals wird durch eine solche Beteiligung deutlich gesteigert, da man „seine" Praxis mitgestalten kann. Zudem werden die Abläufe und die Arbeit wesentlich aufmerksamer beobachtet. Diesen Nutzen verschenken bislang viele Praxisinhaber.

## 4.2.1 Vorschlagswesen

Unter einem Vorschlagswesen versteht man ein System, das Ihre Mitarbeiterinnen dazu motiviert, die Praxisarbeit auf Veränderungs- und Verbesserungsmöglichkeiten zu durchleuchten und so die Patientenzufriedenheit zu steigern. Aus der Führungsperspektive fördert es zudem die Identifikation Ihrer Mitarbeiterinnen mit „ihrer" Praxis, denn: Wer Arbeitsprozesse beeinflussen und mitgestalten kann, ist – so konnte in vielen Untersuchungen belegt werden – zufriedener und motivierter. Erhalten Mitarbeiterinnen das Gefühl, ernst genommen zu werden, führt das Vorschlagswesen zu einer Selbstkontrolle des Arbeitsrahmens, um die Qualität der eigenen Leistung zu steigern.

Das Vorschlagswesen lässt sich in vier Ausprägungen realisieren, die unterschiedliche Auswirkungen auf die vier Dimensionen der Arbeitsrahmen Ihrer Mitarbeiterinnen haben:

◢ Unstrukturierte Vorschläge

Diese Form kann im engeren Sinn nicht als System bezeichnet werden. Hierbei führen der Zufall oder das Engagement einer oder mehrerer Mitarbeiterinnen zu einem mehr oder weniger konkreten Vorschlag („Könnten wir nicht einmal versuchen …?"). Diese Form trägt wenig zur Weiterentwicklung der Praxisarbeit bei, da sowohl die Generierung der Idee als auch seine Prüfung willkürlich und beliebig sind.

◢ Strukturierte Vorschlagserhebung

Hierbei werden die Vorschläge mithilfe eines Rasters erhoben, das aus folgenden Positionen besteht:

- Name der Mitarbeiterin, die den Vorschlag unterbreitet
- Datum
- Was soll verbessert werden? (Beschreibung des gegenwärtigen Zustandes)
- Was soll getan werden, um den gegenwärtigen Zustand zu verbessern?
- Welche Ziele werden mit dieser Verbesserung bewirkt (erhöhte Patientenzufriedenheit, Zeitersparnis, Kostenersparnis, Verbesserung der Organisation, Verbesserung der Kommunikation, Erhöhung der Produktivität, Sonstiges)?

Das Raster dient dazu, das Optimierungspotenzial eines Vorschlags detailliert zu erfassen. Dabei wird verhindert, dass „unausgegorene" Vorschläge überhaupt zur Vorlage kommen. Doch außer in der Form unterscheidet sich dieses Prinzip in seiner motivatorischen Wirkung nur graduell von der unstrukturierten Erhebung.

◢ Anreizbasiertes strukturiertes Vorschlagswesen

Sobald Verbesserungsvorschläge mit einer Honorierung bei Annahme verbunden werden, gewinnt das System an Schwung. Die Honorierung sollten Sie – soweit möglich – nicht ausschließlich monetär definieren, um „Ausuferungstendenzen" gleich von Beginn an zu unterbinden. Besser ist eine Abstufung in Abhängigkeit vom Verbesserungspotenzial, beginnend mit Freizeitgewährung über Sachprämien, Einkaufsgutscheine und Fortbildungen bis hin zur Geldzahlung. Achten Sie bei der Entwicklung des Systems vor allem darauf, dass alle Mitarbeiterinnen die gleiche Chance haben, einen Verbesserungsvorschlag zu machen, und dass das Belohnungssystem für alle verständlich und transparent ist.

◢ Ideenmanagement

In der Wirkung noch intensiver – sowohl bezüglich der Motivations- als auch der Praxisentwicklungswirkung – ist das Ideenmanagement. Der Begriff bezeichnet eine Arbeitshaltung, bei der die Suche nach Verbesserungen quasi zum Tagesgeschäft gehört. Ihr Team überprüft kontinuierlich die Strukturen und Prozesse des Praxismanagements und verändert verbesserungswürdige Gegebenheiten sofort während der Arbeit. Die Mitarbeiterinnen motivieren hierbei keine Prämien, sondern ihr eigener Wille, die Praxisarbeit zu optimieren, also die Freude an der Verbesserung. Das erfordert nicht nur Mitarbeiterinnen, die hierfür empfänglich sind und vor allem über ein hohes Maß an Eigenverantwortlichkeit verfügen, sondern auch ein

Arbeitsklima, in dem das überhaupt möglich ist. Zudem werden hohe Anforderungen an die Führungsfähigkeit des Praxisinhabers oder der Praxismanagerin gestellt. Ideenmanagement ist ein Prinzip, das mit der Entwicklung einer Praxis wächst und nicht von heute auf morgen eingeführt werden kann.

## 4.2.2 Mitarbeiterbefragungen

Ihre Dienstleistung wird von Menschen für Menschen erbracht. Aus diesem Grund kann die Patientenorientierung Ihrer Praxis auch nur so gut sein wie die Mitarbeiterinnen, die sie praktizieren. Deren Fähigkeiten, Handlungen und Engagement sind die entscheidenden Bestimmungsfaktoren der Patientenzufriedenheit. Die Qualität dieser Faktoren wird sowohl endogen, also von ihrem Können und Wollen, bestimmt als auch exogen durch die Art der Führung und die generellen Arbeitsbedingungen.

Erfolgreiche Arztpraxen verlassen sich nicht auf Vermutungen und Annahmen, sondern setzen auf objektive Fakten und untersuchen die beiden letztgenannten Aspekte im Rahmen regelmäßiger Mitarbeiterbefragungen. Ihre Zielsetzung ist dabei, bewusst den Sachverstand und die Erfahrung, die Kreativität und das Engagement ihrer Mitarbeiterinnen in die Entscheidungsprozesse einzubeziehen.

Sie wenden dabei die Ergebnisse der Personalforschung an, die zeigen, dass zufriedenere Mitarbeiterinnen sich stärker für ihr Unternehmen engagieren, deutlich weniger Fehlzeiten aufweisen, mehr Ideen und Vorschläge einbringen, die Kollegen und den/die Ärzte besser unterstützen und zudem wesentlich intensiver auf die Zufriedenheit der Patienten achten.

Die Mitarbeiterzufriedenheitsbefragung ist ein wichtiges, unaufwendig einsetzbares Führungsinstrument, das Ihnen Auskunft über die Qualität und die Effizienz Ihrer Führungsinstrumente gibt. Sie können die durch Ihre Führungsinstrumente geschaffenen Arbeitsbedingungen aus Sicht Ihres Personals sehen, gleichzeitig aber auch – neben dem analytischen Moment – deren Vorschläge und Meinungen zur Optimierung des Praxisgeschehens erheben.

Mithilfe dieser Befragung demonstrieren Sie Ihre Bereitschaft, die Praxisarbeit gemeinsam mit ihrem Personal zu gestalten, und erzeugen damit eine starke Motivation für ein Engagement im Praxisunternehmen. Gleichzeitig profitieren Sie von diesem gesteigerten Engagement, ergänzt um konkrete Verbesserungsvorschläge gerade für die Bereiche der Praxisarbeit, in die Sie nicht unbedingt einen direkten Einblick haben.

### 4.2.3 Kreativsitzungen und Ideenkonferenzen

Wie das Dienstleistungsdesign und die Patientenzufriedenheit zu verbessern sind, kann auch das Thema von Praxisbesprechungen sein, die als Kreativsitzungen oder Ideenkonferenzen angelegt sind. Hierbei geht es nicht um die Lösung akut bestehender Probleme wie in „normalen" Praxisbesprechungen, sondern um ein Brainstorming, was in Bezug auf die Patientenbetreuung an Zusätzlichem oder Verändertem getan werden kann. Solche Sitzungen ermöglichen es Ihnen, das Wissen und die Fähigkeiten Ihres Personals gezielt zu nutzen. Folgende Grundregeln haben sich für die Umsetzung bewährt:

◢ Regelmäßige Durchführung
Von ausschlaggebender Bedeutung für den Erfolg ist ein fester Turnus, z.B. zweimal im Jahr. Auf diese Weise entsteht eine „Kreativitätsroutine", die das Denken des gesamten Praxisteams verändert und vorausschauend ausrichtet. Am besten legen Sie die Termine bereits zum Jahresende für das Folgejahr fest.

◢ Einbeziehung des gesamten Praxisteams
Unerlässlich ist, dass alle – Ärzte und Mitarbeiterinnen – anwesend sind. Ausgrenzungen, z.B. von Auszubildenden, führen zur einem „Zwei-Klassen-Team" und beeinflussen die spätere Umsetzung von Ideen negativ, da die ausgegrenzten Mitarbeiterinnen nur eine geringe Bereitschaft zeigen werden, hierbei mitzuwirken.

◢ Dramaturgie erstellen
Viel Zeit verstreicht in Kreativsitzungen – wie auch in anderen Besprechungen – unproduktiv, wenn sich die Teilnehmer erst zu Beginn Gedanken über das mögliche Vorgehen machen. Besser ist deshalb, im Vorfeld eine Vorgehensweise zu entwerfen. Grob strukturiert entwickeln nach Nennung der Zielsetzung alle Teilnehmer zunächst ihre Ideen, die am besten auf Karten oder Zetteln notiert werden (jeweils eine Idee auf einen Zettel) und anschließend eingesammelt und auf einer Pinnwand oder Ähnlichem ausgebreitet werden. Sortiert man inhaltlich verwandte Ansätze zu Clustern, ist die Vielfalt der Vorschläge schnell erkennbar. Anschließend sollten die Ideen dann nach ihrer Eignung zur Unterstützung der Zielsetzung bewertet werden. Hieraus ist dann ein Aktionsplan erstellbar.

◢ Dauer festlegen
Der zeitliche Rahmen einer Kreativsitzung sollte vor dem Treffen ebenfalls eindeutig festgelegt werden, damit Diskussionen nicht ausufern.

◢ Gesprächsatmosphäre schaffen
Um eine offene Atmosphäre herzustellen, sollte die Sitzung im Wartezimmer (Kreisbestuhlung) stattfinden. Ebenso sollten einige Getränke bereitstehen. Auf keinen Fall ist es empfehlenswert, die Praxisbesprechung mit der Mittagspause zu verbinden, da dann die Konzentration deutlich eingeschränkt ist.

◢ Störungsfreiheit

Die Besprechung sollte nicht durch Telefonate (Praxis- und Mobiltelefon) gestört werden, ebenso ist zu vermeiden, dass einzelne Teilnehmer die Besprechung zur Erledigung von Aufgaben zeitweise verlassen.

◢ Gesprächsführung

Hinsichtlich der Gesprächsführung kommt es vor allem auf folgende Punkte an: Es muss unbedingt darauf geachtet werden, alle Mitarbeiterinnen aktiv in die Runde einzubeziehen, notfalls wird jede Einzelne freundlich dazu aufgefordert, ihre Meinung zu sagen. Alle Vorschläge müssen gleichberechtigt behandelt werden. Sind einzelne Ideen zu kritisieren, müssen die Einwände sachbezogen vorgetragen werden.

◢ Protokollierung der Ergebnisse

Zur Sitzung wird ein Protokoll erstellt, von dem jeder Teilnehmer eine Kopie erhält und das für jeden handlungsverbindlich ist.

## 4.3 Beschwerdemanagement

„Die Beschwerdequote in unserer Praxis liegt bei 0%. Das belegt doch die Qualität unserer Praxis-Dienstleistung!" Viele Ärzte betrachten die Anzahl von Beschwerden als Indikator für die Patientenzufriedenheit. Vielleicht haben sie Glück und ihre niedrige Beschwerdequote entspricht der Realität. Im Allgemeinen relativieren aber zwei Punkte die Aussagekraft der Quote: Zum einen beschweren sich erfahrungsgemäß nur ganz wenige der unzufriedenen Patienten aktiv bei Ihnen oder Ihren Mitarbeiterinnen. Zum Zweiten bleiben in manchen Praxen die Beschwerden bei den Mitarbeiterinnen „hängen" und dringen gar nicht erst bis zum Arzt durch. Das geschieht nicht aus Überarbeitung oder Vergesslichkeit, sondern ist ein bewusstes Verhalten zur Vermeidung von Repressalien durch den Arzt. „Mensch, lass das bloß nicht

den Doktor hören!" empfiehlt oftmals eine Kollegin der anderen. Der Rat ist sehr oft berechtigt, denn für viele Praxisinhaber ist eine Beschwerde ein Indiz für ein Versagen der Mitarbeiterinnen. Da hilft es auch nicht, wenn der Patient der eigentliche Verursacher ist oder durch unglückliche Umstände eine Beschwerdesituation zustande kommt. „So etwas darf einfach nicht passieren." Der Verantwortliche wird gesucht und „bestraft". Nun sind Beschwerdegründe sehr unterschiedlich und es gibt sicherlich Anlässe, die man der verantwortlichen Mitarbeiterin nicht durchgehen lassen sollte. Die Frage ist nur, ob die Konsequenz dieser eher seltenen Einzelfälle auf alle Beschwerden übertragen werden sollte.

Das Nichtaussprechen von Beschwerden oder ihr Unterdrücken führen zu Reaktionen mit weitreichenden Wirkungen: Zum einen werden negative Erfahrungen in einer Praxis über Mund-zu-Mund-Propaganda an Dritte weitergegeben und schaden damit entscheidend dem Image Ihrer Praxis. Zum anderen – abhängig vom individuell empfundenen „Schweregrad" des Ärgernisses – suchen Patienten einfach einen anderen Arzt auf. In beiden Fällen erfahren Sie nichts oder erst sehr spät über die Negativreaktionen. Dann sind mögliche Zusammenhänge aber nicht mehr direkt herstellbar und die Fakten geschaffen.

Wenn Sie Ihre Praxis dienstleistungsorientiert gestalten und patientenorientiert führen, ergibt sich für Sie auch eine ganz andere Betrachtung des Themas „Beschwerde". Da Ihre gesamte Praxisarbeit auf die Erzeugung von Patientenzufriedenheit ausgerichtet ist, ist die Gefahr von Beschwerden bereits deutlich verringert. Treten sie dennoch auf, ist es nicht primär das Ziel, einen Verantwortlichen zu finden, sondern den Anlass, der zu Patientenunzufriedenheit führt, zu beseitigen. Die Beschwerde zeigt somit Optimierungsmöglichkeiten oder -notwendigkeiten auf.

Grundlegende Voraussetzung dieser Sichtweise ist natürlich, dass Beschwerden in ihrer „Emotionalisierungswirkung" entschärft werden. Ziehen alle Ihre Praxismitarbeiterinnen „an einem Strang", scheiden böser Wille oder grobe Fahrlässigkeit als Beschwerdegründe bereits aus. Dies ist der Ausgangspunkt dafür, dass das Erkennen und Beseitigen von Beschwerdeanlässen ein für die Praxisarbeit förderlicher Prozess ist. In vielen Branchen (Hotel, Gaststätten, Fluglinien, Autovermietungen) wird sogar explizit nach Beschwerden gefragt. Sicherlich kennen Sie die Hinweise in Broschüren und Prospekten, im Falle hoffentlich nicht eintretender Beschwerden diese persönlich oder besser noch schriftlich vorzubringen. Auf diese Möglichkeit können Sie auch in Ihrer Praxisbroschüre hinweisen. Zudem tragen regelmäßig durchgeführte Patientenzufriedenheitsbefragungen dazu bei, Beschwerden bereits in der Entstehungsphase zu identifizieren.

Das Eingehen auf Beschwerden zeigt, wie ernst Ihr Team das Thema „Dienstleistungsdesign und Patientenzufriedenheit" nimmt. Überdies hat ein Patient, dessen begründete Beschwerde ernst genommen und geklärt wurde, teilweise eine noch intensivere Multiplikatorwirkung als ein „nur" zufriedener Patient.

Beschwerden entstehen immer dann, wenn Erwartungen der Patienten durch die Realität des Praxisbesuches nicht erfüllt werden. Dabei spielt es keine Rolle, ob diese Erwartungen vielleicht zu hoch oder unrealistisch waren, es zählt lediglich deren Erfüllung oder Nichterfüllung. Aus diesem Grund besteht ein professionelles Beschwerdemanagement aus zwei Bereichen: der Beschwerdeprävention und der Beschwerdebehandlung.

Die Prävention verfolgt das Ziel, die Erwartungen der Patienten und deren Zufriedenheit möglichst umfassend zu kennen, um nicht in eine „Erwartungs-Realitäts-Falle" zu tappen und die Praxisleistung hieran

auszurichten. Das Instrument der Beschwerdeprävention ist die Patientenzufriedenheitsbefragung.

Natürlich lassen sich nicht alle Beschwerden vermeiden. Die Beschwerdeprävention aber hilft hierbei schon sehr weitgehend und sorgt vor allem dafür, dass schwerwiegendere Beschwerdeanlässe unterbunden werden. Nun greift die Beschwerdebehandlung. Hierfür müssen Ihre Patienten eine Möglichkeit erhalten, direkt, vertraulich und unkompliziert die Gründe für ihre Unzufriedenheit anzubringen. Diese muss ernst genommen werden und zu Maßnahmen führen, die den Grund der Verärgerung beseitigen. Zudem muss ein Patient, der sich beschwert hat, eine Stellungnahme zu seiner Beschwerde und den eventuellen Konsequenzen erhalten. Allerdings sollten auch die Mitarbeiterinnen dazu gehört werden.

Mit folgenden Gestaltungsregeln schaffen Sie und Ihre Mitarbeiterinnen bei der konkreten Bearbeitung von Beschwerden zufriedene Patienten:

Die Beschwerde wird zunächst entgegengenommen, damit der Patient seinen Ärger loswird.

Die Beschwerdeschilderung sollte mit Kommentaren wie

◢ „Ja, ich verstehe",
◢ „Das ist wirklich ärgerlich",
◢ „Dadurch haben Sie ja wirklich eine Menge Ärger gehabt",
◢ „Das tut mir leid"

begleitet werden, die das Ziel haben, dem Patienten seine Aufregung zu nehmen.

Wichtig ist, den geschilderten Vorgang nicht zu werten und sich auch nicht voreilig zu entschuldigen. Ebenso sollte es nie zu einer Eskalation oder zu einem Streit kommen. Im Anschluss an die Beschwerdeschilderung wird dann versucht – falls notwendig – den Beschwerdegrund näher einzugrenzen:

◢ Liegt der Grund beim Patienten, erklärt man ihm freundlich, aber direkt, warum es zum Problem kam.

◢ Ist es eindeutig, dass die Schuld auf einen Fehler in der Praxis zurückzuführen ist, drückt man nochmals sein Bedauern aus und bietet eine konkrete Lösung an („Ihr Termin ist uns einfach durchgegangen. Ich sehe gleich einmal nach, was ich organisatorisch ändern kann, um Ihnen schnell eine Alternative für diese bedauerliche Panne anzubieten. Wie wäre es mit dem …?").

◢ Ist die Ursache kurzfristig nicht bestimmbar, bietet man dem Patienten eine Klärung an, verbunden mit einer Aussage, wann und wie der Patient erfährt, was aus seiner Beschwerde geworden ist („Ich kläre das mit meiner Kollegin, wenn sie wieder da ist, und rufe Sie heute Nachmittag nach 16:00 Uhr an …").

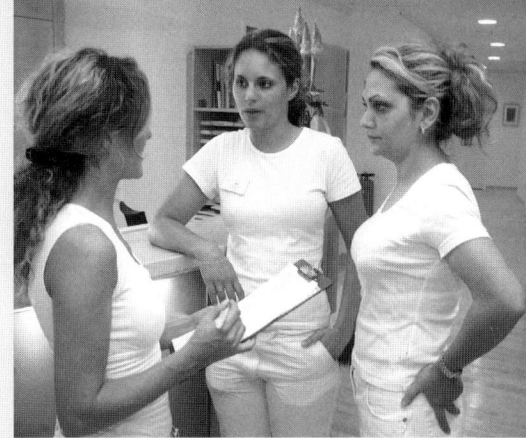

# Patientenbefragung

## Das Rundum-Sorglos-Paket – unbürokratisch und preisgünstig

H. Pfaff, J. Bentz
**Patientenbefragung**
Komplettpaket für Arztpraxen
und Medizinische
Versorgungszentren
**€ 249,–**  zzgl. MwSt.

Wie erlebt Sie Ihr Patient? Finden Sie es heraus – mit einer Patientenbefragung. Mit diesem Produkt sind Sie auf der sicheren Seite. Sie erhalten ein Komplettpaket mit Fragebögen, Arbeitshilfen und den Gutschein für die Auswertung bei einem unabhängigen Institut. Sie lernen die Perspektive Ihrer Patienten kennen und erfüllen gleichzeitig die gesetzliche Pflicht zum Qualitätsmanagement.

Nach der Auswertung erhalten Sie einen ausführlichen Ergebnisbericht. Greifen Sie wertvolle Anregungen für die Praxis auf, um die Erwartungen Ihrer Patienten noch besser zu erfüllen.

Lernen Sie von den anderen durch Benchmarking im Qualitätsbericht.

Das Komplettpaket umfasst

- sämtliche Materialien für die Befragung
- Auswertung der ausgefüllten Fragebögen
- Ergebnisbericht, auch nutzbar als Qualitätsbericht im Rahmen Ihres QM
- Benchmarking Ihrer Praxis
- repräsentative Urkunde

**All inclusive muss nicht teuer sein.**

Irrtümer und Preisänderungen vorbehalten. Preise zzgl. Versandspesen € 4,50.
Deutscher Ärzte-Verlag GmbH – Sitz Köln – HRB 106 Amtsgericht Köln.
Geschäftsführung: Jürgen Führer, Dieter Weber

**⊕ Deutscher
Ärzte-Verlag**

**Bestellungen bitte an Deutscher Ärzte-Verlag, Versandbuchhandlung:**
Postfach 400244, 50832 Köln • Tel. (0 22 34) 7011-314 / Fax 7011-476 • E-Mail: vsbh@aerzteverlag.de